Sandrine Dauchez

Chaque jour de plus en plus détendus

Sandrine Dauchez

Chaque jour de plus en plus détendus

Mon abécédaire antistress

Éditions Vie

Impressum / Mentions légales
Bibliografische Information der Deutschen Nationalbibliothek: Die Deutsche Nationalbibliothek verzeichnet diese Publikation in der Deutschen Nationalbibliografie; detaillierte bibliografische Daten sind im Internet über http://dnb.d-nb.de abrufbar.
Alle in diesem Buch genannten Marken und Produktnamen unterliegen warenzeichen-, marken- oder patentrechtlichem Schutz bzw. sind Warenzeichen oder eingetragene Warenzeichen der jeweiligen Inhaber. Die Wiedergabe von Marken, Produktnamen, Gebrauchsnamen, Handelsnamen, Warenbezeichnungen u.s.w. in diesem Werk berechtigt auch ohne besondere Kennzeichnung nicht zu der Annahme, dass solche Namen im Sinne der Warenzeichen- und Markenschutzgesetzgebung als frei zu betrachten wären und daher von jedermann benutzt werden dürften.

Information bibliographique publiée par la Deutsche Nationalbibliothek: La Deutsche Nationalbibliothek inscrit cette publication à la Deutsche Nationalbibliografie; des données bibliographiques détaillées sont disponibles sur internet à l'adresse http://dnb.d-nb.de.
Toutes marques et noms de produits mentionnés dans ce livre demeurent sous la protection des marques, des marques déposées et des brevets, et sont des marques ou des marques déposées de leurs détenteurs respectifs. L'utilisation des marques, noms de produits, noms communs, noms commerciaux, descriptions de produits, etc, même sans qu'ils soient mentionnés de façon particulière dans ce livre ne signifie en aucune façon que ces noms peuvent être utilisés sans restriction à l'égard de la législation pour la protection des marques et des marques déposées et pourraient donc être utilisés par quiconque.

Coverbild / Photo de couverture: www.ingimage.com

Verlag / Editeur:
Éditions Vie
ist ein Imprint der / est une marque déposée de
OmniScriptum GmbH & Co. KG
Heinrich-Böcking-Str. 6-8, 66121 Saarbrücken, Deutschland / Allemagne
Email: info@editions-vie.com

Herstellung: siehe letzte Seite /
Impression: voir la dernière page
ISBN: 978-3-639-49771-7

Copyright / Droit d'auteur © 2013 OmniScriptum GmbH & Co. KG
Alle Rechte vorbehalten. / Tous droits réservés. Saarbrücken 2013

Sandrine Dauchez

Chaque jour de plus en plus détendus

Mon abécédaire antistress

Avant-propos

Un peu d'histoire…mais pas trop !

Aujourd'hui, nous parlons de stress, de plus en plus souvent et souvent mal à propos. Est-ce un phénomène de mode ?

Mais, ne mélangeons pas tout. Entre quelqu'un qui n'a que lui à s'occuper, un travail plutôt tranquille, bien payé et n'a aucun soucis d'ordre financier ou relationnel, avec en prime une excellente santé et vous dit : « je suis complètement stressé ! » parce qu'il doit se rendre par deux fois à une soirée dans la semaine et risque de se coucher tard et une femme qui s'occupe de trois bambins et est obligée de faire des heures supplémentaires sous peine de perdre son emploi alors qu'elle n'a déjà pas beaucoup d'argent pour faire vivre son foyer, il existe à priori un fossé.

Du moins, de l'extérieur, pourrions-nous dire que le premier exagère et que la deuxième a toutes les raisons d'être stressée.

Ce n'est toutefois pas tout à fait exact, si l'on considère que le premier puisse vraiment ressentir des émotions de panique, à l'idée d'avoir un emploi du temps plus chargé qu'à l'accoutumé. Si le fait est passager, nous dirions qu'il est anxieux à l'idée de ce qui l'attend : le terme serait plus approprié. Toutefois, si l'événement se reproduit pendant plusieurs semaines d'affilée sans qu'il puisse faire face de façon détendue à la situation et sans qu'il puisse s'en extraire, il peut apparaitre un phénomène de stress.

Revenons à l'Histoire. C'est à *Monsieur Hans Selye* que nous devons cette notion de stress.

Dans son œuvre, parue en 1956 sous le titre « *Stress of life* » (le stress de la vie), il y évoque pour la première fois le stress et développe sa théorie du « Syndrome Général d'Adaptation » ou **SGA**. Comme Monsieur Selye avait étudié la médecine, il a fait des expériences faisant ressortir l'intervention des glandes endocrines dans nos trois façons de faire face au stress :

- *Lors de la phase d'alarme,*
- *Lors de la phase de réaction,*
- *Et au final, nous arrivons à une phase d'épuisement.*

L'enjeu se situe en deuxième phase et c'est là que les individus réagissent différemment en fonction des situations. Certains vont faire front et garder le cap, d'autres prennent la fuite et s'ils ne peuvent pas fuir la situation, vont évacuer le résidu émotionnel (ici les émotions sont négatives) par une maladie. C'est un cas extrême mais qui a lieu lorsque le stress se prolonge trop longtemps et va même jusqu'au burn-out.

Hans Selye définit lui-même le stress comme « *la réponse non spécifique que donne le corps à toute demande qui lui est faite* ».

Le fait d'avoir fait des études de médecine permet aussi au Docteur Hans Selye de tester ce qu'il énonce sur des cobayes en laboratoire. L'observation des animaux peut aussi se faire dans la nature et l'on constate alors que, devant un danger immédiat, un animal a deux solutions : fuir ou combattre.

Selye écrivait à propos du stress qu'il représentait « *un changement brutal survenant dans les habitudes d'une personne, jusque là bien équilibrée* » et « *susceptible de déclencher un bouleversement dans sa structure psychique et somatique* ». L'homme qui pareillement à l'animal doit choisir entre fuir ou combattre, et qui ne peut faire ni l'un ni l'autre se retrouve dans une impasse. Son organisme va se mettre à libérer une décharge émotionnelle : peur, angoisse, anxiété… C'est l'apparition du **stress** qui génère ensuite une ou plusieurs réactions physiologiques dans le corps : **accélération du rythme cardiaque, élévation de la tension artérielle, sécrétion d'hormones pouvant provoquer des ulcères…**

Mais, comme nous l'avons noté plus haut, les individus ne réagissent pas tous de la même façon lorsqu'ils sont confrontés à une situation donnée : alors que certains ressentent une **situation professionnelle** comme étant stressante, d'autres réussissent à s'adapter et ne ressentent pas de stress. La raison est qu'une situation donnée est interprétée différemment d'un individu à l'autre, en fonction de son vécu, de ses peurs qui renvoient à des expériences malheureuses, etc.

Il faut également noter qu'une situation peut avoir été jugée comme stressante à un moment donné de sa vie, mais ne l'est plus à un autre moment. C'est le cas des personnes qui apprennent à combattre le stress en prenant par exemple de nouvelles habitudes organisationnelles sur leur lieu de travail et en apprenant à gérer efficacement leur stress lorsqu'il apparaît.

Il faut encore souligner que le stress n'est pas toujours cause de problèmes et de dysfonctionnements chez l'individu.

C'est pourquoi, on entend parler de bon stress, par opposition au mauvais stress. L'un s'avère bénéfique pour l'individu et l'invite à se dépasser, l'autre s'avère néfaste pour la santé, à moins d'arriver à gérer son mauvais stress c'est-à-dire à savoir quoi faire des émotions négatives que génèrent un mauvais stress et qui peuvent avoir un impact sur la santé physique et mentale de la personne.

Exemple

Les objectifs des commerciaux sont élevés, voire assez difficiles à atteindre :

- certains vont prendre ce « défi » comme un challenge. Ils vont redoubler d'efforts et se remettre en question par rapport à leurs techniques de vente pour finalement atteindre avec fierté leurs objectifs.
- d'autres vont immédiatement penser qu'ils n'y arriveront pas et vont avoir immédiatement un sentiment de peur, d'anxiété face à l'avenir. Le stress apparait.

Cet exemple souligne un fait important : **le stress est parfois déclenché selon notre façon de percevoir une situation donnée.**

Il convient de nuancer ce propos car un employé qui se trouve dans un cas de harcèlement moral, du fait de son employeur, et qui ne peut fuir (quitter son emploi) ou combattre (peur de porter plainte) se trouvera dans une situation de stress qui n'est pas liée à sa façon de percevoir la situation : la situation est telle qu'elle est et n'importe qui, en pareil cas, serait stressé. Mais, dans cet exemple, on pourrait arguer que pour sortir de son stress, une telle personne pourrait faire appel à une aide extérieure, ou engager des poursuites : encore faut-il en pareil cas voir les événements objectivement et ne pas penser que la situation ne peut que tourner encore plus mal.

Ainsi, bien que certaines situations provoquent systématiquement un stress (perte d'un être cher, divorce, déménagement…), d'autres situations peuvent être appréhendées différemment selon les personnes (changement d'emploi, atteinte de nouveaux objectifs, départ à la retraite…).

On peut donc avancer que l'on peut différencier le bon stress du mauvais stress aux émotions qu'ils auront tendance à susciter en nous. Un mariage peut provoquer un stress mais les émotions qui y sont attachées – joie, euphorie, plénitude – sont positives. A l'inverse, si l'on se sent constamment « stressé » au travail parce qu'on subit un harcèlement moral et que l'on éprouve des émotions de peur, d'angoisse, de rejet face à son travail, c'est un mauvais stress et il convient de tirer la sonnette d'alarme, pour éviter au plus vite le déclenchement des pathologies liées au mauvais stress.

Il est important d'apprendre à gérer son stress et il existe quantité d'œuvres écrites qui nous y aident. En outre, un stress trop important peut nécessiter la consultation médicale et une psychothérapie de fond afin de mettre des mots sur les maux ! Cela apportera une aide considérable.

Les risques d'un stress mal géré sont nombreux, tant sur la santé mentale – insomnies, maux de têtes, nervosité, confusion mentale – que sur la santé physique –

dépression, troubles digestifs, ulcères, troubles gastriques, troubles du rythme cardiaque, affaiblissement du système immunitaire…

Quelles solutions trouver dans cet ouvrage ?

De nombreux ouvrages d'excellente qualité ont abordé le stress et la manière de gérer les problèmes stressants au quotidien. Nous en donnerons quelques exemples au fil des pages, ainsi que dans la bibliographie en fin d'ouvrage. Leur lecture apporte de nombreux éclaircissements.

La formule retenue pour le livre que vous tenez entre les mains est un abécédaire qui traite un aspect particulier à chaque lettre de A à Z. Cette présentation permet de travailler une lettre après l'autre ou bien de prendre une lettre au hasard, au gré des envies du lecteur.

Chaque lettre aborde un thème lié au stress et aux solutions qui s'y rapportent et la page est présentée de façon semblable, comme une fiche pour permettre d'allier théorie et pratique. Car, que vaut la théorie, si l'on ne pratique pas ?

Des exercices seront donc proposés et une phrase laissée à la méditation de chacun…

Mais, le travail ne s'arrête pas là.

Nous suggérons également à notre lecteur de tenir son propre journal et d'y noter chaque jour une idée, un concept que l'on souhaite améliorer, ou tout simplement une phrase à méditer tout au long d'une semaine. Ecrire son ressenti, ses progrès, ses échecs – car il y en aura certainement et ils seront constructifs ! – apportera de l'eau à votre moulin pour la gestion quotidienne du stress.

Plus les jours passeront et plus vous constaterez les progrès et deviendrez de plus en plus détendus quelle que soit la situation !

A comme...

Arrêter

Que l'on soit simplement sous l'effet d'un stress passager lié à une plus forte activité au bureau ou que l'on soit proche du *burn-out* parce que l'on doit s'occuper des enfants, clôturer le bilan de fin d'année au bureau et organiser son déménagement, la première solution à laquelle on pense le moins c'est de s'arrêter.

C'est justement au moment où l'on croit avoir le moins de temps pour s'arrêter qu'il faut justement décider de le faire afin de mieux repartir ensuite.

Les bénéfices

- On met son **corps au repos** : les muscles se détendent, la respiration se calme, etc
- On met son **esprit au repos** : le flot des pensées des dix mille choses à faire dans l'instant se met en mode « silence ».

Un peu comme un ordinateur qui surchauffe, il faut de temps en temps mettre son esprit en mode « déconnexion » afin d'éviter un court-circuit.

Pensée à méditer

> *Qui fera la masse de toutes ces choses à faire si vous faites une attaque cardiaque ? La maison, le bureau, la terre, s'arrêteront-ils de tourner ?*

Principe

Simple et efficace. Cette petite action – qui consiste en fait en inaction totale – offre de multiples bénéfices.

Comment procéder ?

- Arrêtez-vous d'agir.
- Arrêtez de penser.

- Si possible, fermez les yeux et si vous ne pouvez ramener votre esprit vers le vide mental, du moins, ramenez votre attention sur votre respiration.
- Installez-vous confortablement, dans un fauteuil si vous êtes au bureau ou garé quelque part dans votre voiture, ou allongez-vous sur un lit si vous êtes chez vous.
- Utilisez les images visuelles apaisantes : un paysage admiré au cours d'un voyage, un lac paisible, le chat qui dort allongé au soleil et que rien ne presse.

Parfois, dix minutes peuvent suffire. Il est alors possible de reproduire cet arrêt plusieurs fois dans la journée.

Mais si vous avez trop de choses à faire, que votre esprit est submergé et n'arrive plus à savoir quelle prochaine action mettre en place, c'est que votre esprit patine car il est submergé lui-aussi : si cela arrive chez vous, octroyez-vous 30 minutes à 1 heure de cette pose : arrêtez-vous et ne pensez plus à rien.

Les écueils à éviter

- Se laisser déranger par autrui. Il faut s'isoler si nécessaire. Si cela s'avère impossible parce que vous vivez dans un studio, faites l'exercice aux WC !
- Penser que l'on perd son temps quand on pense que l'on n'en a déjà pas assez pour tout faire. Il faut envisager le problème sous un autre angle : une personne stressée n'est plus productive, une personne détendue abat deux fois plus de travail avec des gestes précis et rapides et est beaucoup plus efficace.

B comme…

Bain

L'eau a des vertus relaxantes. Qu'elle soit eau pure ou eau de mer, s'y baigner est un pur plaisir.

Laisser son corps flotter en mer ou en piscine, faire la planche, comme lorsque nous étions enfants, les oreilles sous l'eau. On ferme les yeux et on écoute des bruits feutrés par le clapotis.

Les cris alentours s'atténuent.

Nous disposons par exemple de :

- Bain de mer : il doit durer au minimum vingt à trente minutes, si l'on veut profiter de tous les bienfaits qu'apporte l'eau de mer pour l'organisme. La mer est gorgée de richesses grâce aux algues et il est bon d'en profiter. Non seulement, nous pouvons nous abandonner à la nage, ou juste marcher dans l'eau, ou encore nous laisser flotter, mais aussi, nous pratiquons une véritable thalassothérapie.

- Bain de piscine : un peu plus difficile si vous n'aimez pas l'odeur du chlore. L'avantage de la piscine, c'est de pouvoir nager, sans craindre les vagues, les bateaux, ou les courants qui emportent parfois. La piscine est sécurisante pour certains et il vaut mieux opter pour un endroit où l'on se sent apaisé, plutôt qu'un endroit qui nous effraie, puisque, rappelons-le, nous sommes là pour apprendre à nous **relaxer**. Celles et ceux qui souhaitent bouger tout en douceur, pourront s'essayer à l'aquagym et gagneront en souplesse tout en se relaxant.

- Balnéothérapie ou bain chez soi. Comme la thalassothérapie, la balnéothérapie peut être pratiquée par séances avec des professionnels, dans des centres spécialisés, ou nous pouvons l'adapter à notre quotidien, en faisant de nos bains (si tant est que nous disposions d'une baignoire à la maison) un moment de **rituel et de relaxation**.

On peut donc prendre un bain et créer une ambiance chez soi.

Les bénéfices

- On se relaxe et l'on peut oublier les soucis du quotidien à condition de **rester présent aux sensations de notre corps** avec l'eau et l'air, à notre respiration, etc.

- Notre corps se relaxe tandis que nos muscles se tonifient, que notre épiderme bénéficie des bienfaits de l'eau, etc.

Pensée à méditer

Comme les vagues de l'océan, le flux et le reflux, les pensées vont et viennent, les événements heureux ou malheureux, vont et viennent. Nous mêmes étions, sont et seront. Pour les autres que nous rencontrons, nous venons et nous partons. Tout passe. Pourquoi donc s'inquiéter ?

Principe

Se délasser par l'eau. Le bain, comme moyen d'atteindre la détente.

Comment procéder ?

- Préparez-vous un bain à la température que vous préférez : assez chaud, mais surtout pas brûlant.

- Ajoutez quelques gouttes d'essence de fleurs d'oranger, et d'huiles essentielles comme par exemple la lavande qui est apaisante et relaxante.

- Créez une ambiance agréable en allumant quelques bougies autour du bain. Ajoutez un oreiller derrière la tête et écoutez, si vous le souhaitez une musique relaxante.

- Vous pouvez profiter de quinze à trente minutes de tranquillité et vous pouvez méditer si vous le désirez avec ou sans musique de fond.

- Puis levez-vous et rincez-vous avec un jet d'eau tiède, ou mieux encore si vous le supportez, une eau très fraiche.

Les écueils à éviter

- Se laisser déranger par autrui. Au besoin, enfermez-vous et dites que vous ne voulez pas être dérangée.

- Garder son téléphone portable avec soi, au cas où quelqu'un appelle. Il ne faut pas tomber dans ce piège et garder ces quelques minutes entièrement à **vous**. Vous consulterez ensuite votre messagerie, une fois votre bain terminé.

- Se mettre à ressasser les problèmes de la journée. N'oubliez pas que votre séance est aussi une séance de méditation. En ce sens, si vous transportez vos problèmes avec vous, elle ne servira à rien et, pour le coup, vous aurez perdu votre temps. En revanche, même en dix minutes de bain, et dix minutes de pleine conscience, vous aurez gagné de précieuses minutes et repartirez fraiche et de bonne humeur.

C comme...

Calme

Le **calme**, la **quiétude**, le **silence** : tous ces petits mots évoquent une multitude de choses et surtout des sensations particulières.

Ils ont aussi un « pouvoir magique » puisque l'on ne peut méditer sur le calme...dans l'agitation.

Beaucoup de personnes, depuis Emile Coué, ont attribué à la parole, au Verbe, le pouvoir de donner ce que l'on énonce. Sans être Dieu qui créa par le Verbe, reconnaissons avec d'autres auteurs que nos paroles ne se perdent pas dans la nature. Elles sont la finalité d'une intention, d'une pensée, qui monte en surface et est verbalisée.

Donc, Emile Coué nous explique que les **affirmations** peuvent aboutir à des résultats spectaculaires.

Les bénéfices

- Ø La phrase **énoncée lentement** procure une sensation de calme. On se sent réellement mieux

- Ø Idéal pour les « impatients », cette phrase peut être utilisée dans toutes circonstances : devant un feu rouge, dans un embouteillage, dans un transport en commun bondé.

Importante aussi pour les grands nerveux et les personnes qui s'emportent vite. Dire la phrase du calme avant de parler avec une autre personne fait redescendre la tension et évite de s'énerver.

Pensée à méditer

Pourquoi s'énerver inutilement ? Votre expérience a-t'elle pu vous montrer une seule fois, qu'on obtient tout ce que l'on désire avec colère et énervement ou au contraire avez-vous plutôt réussi quand vous étiez calme et serein ?

Principe

Simple et efficace. Cette petite phrase que vous allez choisir parmi ces exemples :

- o Je suis calme,
- o Je suis en paix,
- o Je suis serein(e),
- o Je suis paisible
- o Je suis tranquille
- o Etc

Vous offre de multiples bénéfices en la répétant consciemment chaque fois qu'un souci ou un énervement pointe son nez.

Comment procéder ?

Voici donc un petit truc en plus pour se relaxer lorsque l'on se sent particulièrement stressé :

- Ø Si vous le pouvez, installez-vous confortablement,
- Ø Fermez les yeux, (si cela vous est possible, sinon gardez-les ouverts)
- Ø Inspirez profondément en sentant votre ventre se gonfler à l'inspiration, puis se relâcher à l'expiration,
- Ø Dites lentement, en détachant chaque mot : « je-suis-calme » pendant une expiration.
- Ø Répétez l'exercice plusieurs fois et sentez la sensation de calme vous envahir progressivement.

Les écueils à éviter

- Beaucoup de gens ont l'air calme à l'extérieur mais bouillonnent intérieurement. Ce sont de faux calmes et ils ont les mêmes angoisses et les mêmes tensions et périodes de stress que les autres. Ils ont aussi les mêmes symptômes et finiront par avoir des maladies du stress qui surprendront d'autant leur entourage.

- Le calme doit être intérieur ET extérieur. Ce qui veut dire qu'il est important de calmer le flot incessant de nos pensées. Ces pensées sont souvent négatives et appartiennent tellement à notre monde interne que nous ne faisons plus attention à elles : ce sont toutes ces pensées d'échec que nous ruminons ou nos angoisses pour l'avenir. Bref, tout ce qui n'est pas dans l'ici et maintenant. Nous devons donc apprendre à les reconnaitre et à les remplacer par des pensées plus positives.

- Apprendre à agir en pleine conscience procure également un calme intérieur indiscutable et libérateur. Les plus petites actions du quotidien peuvent se prêter à ces exercices : faire la vaisselle, sortir une poubelle, préparer un repas, etc. La pleine conscience nous éloigne des regrets de notre passé, nous empêche d'anticiper sur ce qui nous attend dans l'avenir et que nous imaginons souvent pire que ne sera la réalité.

D comme…

Dormir

Le sommeil est capital pour le bien-être de tout un chacun. Comme vous pouvez le constater, la nature est bien faite puisque les êtres fragiles (bébés, personnes âgées, personnes souffrantes…) dorment beaucoup plus que les adultes en bonne santé. Le fait est que le sommeil est un excellent reconstituant, ce que beaucoup tendent à ignorer.

Pendant le sommeil :

- L'esprit est au repos (pour de nombreuses personnes, c'est la seule occasion d'arrêter de penser à trop de choses en même temps. Si nous n'avions pas cette période où l'esprit est « déconnecté », nous aurions certainement « disjoncté » avant d'avoir atteint l'âge de 30 ans !)
- Le rythme cardiaque se ralentit et devient paisible.
- Nos cellules se reconstituent (on dit aussi que la peau se régènère pendant la nuit).
- Nos muscles se relâchent complètement.
- Etc.

Les bénéfices

- On met son corps au repos : les muscles se détendent, la respiration se calme, etc.
- On met son esprit au repos : le flot des pensées des dix mille choses à faire dans l'instant se met en mode « silence ».
- On peut s'endormir paisiblement même lorsqu'un problème nous taraude : il suffira d'envoyer un message à notre subconscient en lui demandant de nous envoyer la réponse à notre problème et surtout ensuite de lâcher-prise, en étant certain que la solution montera à la surface, soit sous la forme d'un rêve, soit durant la journée du lendemain où la solution peut se manifester instantanément.

Pensée à méditer

Qui dort bien se réveille serein et aborde la journée l'esprit et le corps reposés, prêt à aborder chaque expérience comme ce qu'elle est : une nouvelle occasion et non comme le nerveux fatigué et déprimé, qui l'aborde comme un nouveau problème qui viendra obscurcir sa journée.

Principe

Simple et efficace. Cette petite action – qui consiste en fait en inaction totale – offre de multiples bénéfices.

Comment procéder ?

- S'allonger.
- Fermer les yeux.
- Respirer tranquillement
- Ne plus s'agiter, ne plus penser à rien.
- Se laisser emporter vers… le pays des rêves.

Dormir nécessite aussi d'autres ajustements pour que la réussite soit totale :

- Veiller à prendre un repas léger avant le coucher.
- Eviter l'alcool, le café et le tabac,
- Eviter les sujets d'inquiétude ou les conflits.

Si l'on dispose de temps après le déjeuner de milieu de journée, faire une sieste est également une bonne habitude. Elle peut se faire en dix minutes ou une heure, mais s'avèrera réparatrice et redonne de l'énergie pour entamer l'après-midi. Bien sûr, la sieste est plus efficace qu'une tasse de café en matière d'énergie et n'apporte pas d'énervement comme peut le faire le café chez certains.

Les écueils à éviter

- Dire que l'on n'a pas le temps pour dormir ou que cette pause est réservée à ceux qui n'ont rien à faire ! C'est une mauvaise excuse. Certains hommes politiques célèbres avaient pour habitude de s'allonger chaque jour trente minutes sur le divan de leur bureau et donnaient pour instructions de ne les déranger sous aucun prétexte.

- Les bruits, les téléphones connectés, le voisinage bruyant. Créez-vous un environnement qui appelle à la relaxation.

E comme...

Equilibre

L'équilibre doit être atteint dans plusieurs domaines si l'on souhaite s'éviter le stress de nouveaux problèmes.

Tout d'abord, l'homme qui ne vit que pour le travail n'est pas équilibré. Il faut que chacun réévalue ses priorités et trouve un équilibre entre plusieurs domaines :

- Famille,
- Travail,
- Vie sociale (amis, etc)
- Activité physique

On remarque ainsi que l'équilibre est partout nécessaire pour se sentir bien. Ni trop d'argent, ni trop peu, mais un équilibre financier qui évitera les soucis de dettes.

Si l'on aime son travail, c'est formidable car il est tant de gens qui doivent effectuer un travail qu'ils n'aiment pas par manque de qualification ou par manque de choix. Toutefois, le déséquilibre n'est pas loin, si l'on passe toutes ses soirées au bureau, négligeant sa famille. Tôt ou tard, on ressent de la culpabilité et le stress apparait.

Dans le domaine de la santé, il n'en va pas autrement. Les excès apportent bien trop souvent la maladie tandis qu'un équilibre alimentaire apporte le bien-être et la santé.

Il ne s'agit pas de vivre une vie monacale mais boire un verre pour fêter un événement heureux, et vider chaque jour une bouteille de vin n'ont pas les mêmes répercussions.

Il est toujours préférable de **choisir le juste milieu**.

Les bénéfices

- On évite la culpabilité : car en faire trop sur un plan et pas assez dans les autres domaines nuit à l'équilibre et engendre le stress
- On équilibre bien entendu aussi son hygiène de vie : alimentation équilibrée autant que possible, sommeil de qualité, exercice physique quotidien sont une bonne base.

Pensée à méditer

> *La maladie nécessite des dépenses en médicaments, des soucis, une absence au travail, souvent hélas mal vue – alors que nous ne sommes pas malades par choix ! – bref, elle engendre le stress. Pourquoi ne pas choisir dès maintenant un équilibre de vie pour supprimer les causes de ce stress ?*

Principe

Nous rappellerons ici quelques petites règles d'hygiène de vie. Si, elles peuvent sembler simplistes et si l'on a l'impression d'entendre toujours les mêmes conseils, combien peuvent dire qu'ils les appliquent réellement ?

- Se nourrir de fruits et légumes frais, éviter les graisses animales autant que possible et limiter le surplus de sucres. Les fruits contiennent du sucre : il s'agit du fructose. Contrairement au sucre des gâteaux et autres douceurs qu'est le saccharose, le fructose n'est pas mauvais pour la santé.

- Toutefois, jamais d'exagération. Si vous aimez les gâteaux, autorisez-vous un délicieux gâteau une fois par semaine par exemple, mais choisissez le meilleur pâtissier du quartier et faites-vous plaisir ! En effet, la frustration d'un régime strict et l'idée de ne pouvoir consommer des douceurs peut apporter du stress !

- Arrêter de fumer et limiter les boissons alcoolisées et les excitants.

- Bien dormir (voir notre lettre D).

- Faire un peu d'exercice physique quotidiennement. Cela ne veut pas dire forcément prendre un abonnement coûteux dans une salle de sport et se rendre compte ensuite que l'on n'a pas le temps de se rendre à la salle de sport ! Il suffit de remplacer l'ascenseur par les escaliers et de faire le trajet qui mène au bureau à pieds ! (si ce n'est pas trop loin)

- Prendre la vie du bon côté et rire le plus souvent possible (voir notre lettre R) ! Cela aussi est bon pour l'équilibre !

Les écueils à éviter

- Remettre les bonnes résolutions à plus tard. Cela marche rarement. Par exemple se dire que l'on arrêtera de fumer pendant les vacances d'été et se retrouver au moment des vacances entourés d'amis fumeurs ! Echec garanti.

- Culpabiliser de prendre du temps pour soi alors que l'on pense que ce temps serait utile aux autres (amis, enfants, mari, femme…). Or, prendre un peu de temps pour soi, c'est retrouver les autres avec plus de sérénité et être ensuite plus disponible pour eux.

- Se laisser envahir par le négativisme ambiant : « tout va de plus en plus mal », « c'est la crise, on ne s'en sort plus », etc.

F comme...

Faire consciemment

On évoque fréquemment la **pleine conscience** comme moyen d'éviter le stress dans tous les domaines de la vie.

Des études ont en effet démontré que lorsque l'on est à 100 % présent à ce que l'on fait, le stress disparait.

Cela est assez simple à comprendre : le fait d'être présent et de **ne faire qu'un avec l'action entreprise** implique de ne penser qu'à ce que l'on fait et d'éviter toute pensée perturbatrice. Cela apporte à notre action plus de précision et le travail est accompli avec facilité et sérénité.

A l'origine, le principe de la pleine conscience est issu de la philosophie bouddhiste. On en fait d'ailleurs une méditation qui consiste à être là tout simplement dans l'ici et maintenant sans se soucier du passé ou du futur.

Dans l'action quotidienne, le bouddhisme dirait qu'il faut pratiquer **l'attention juste**.

On retrouve ce principe dans le livre d'Eckart Tollé intitulé « *Le pouvoir du moment présent* »(voir bibliographie en fin d'ouvrage) qui donne de nombreuses informations sur l'attitude mentale à adopter pour vivre en présence.

Dans le cadre de la gestion du stress au travail, d'autres mouvements de pensées peuvent aider et s'appuient sur les anciens et sur la même philosophie bouddhiste. C'est notamment le cas avec la « **Mindfulness-Based Stress Reduction** » ou MBSR qui se traduit par « Réduction du stress à partir de la pleine conscience ».

Les bénéfices

- En supprimant les pensées parasites, on supprime en premier lieu le négatif de notre esprit. Lorsque l'on travaille, on peut souvent avoir des idées qui nous rendent anxieux telles que : « vais-je arriver à boucler ce dossier ?», « est-ce que mon patron sera content de moi ?», « je suis nul dans ce genre de tâches », « je n'y arriverais jamais », etc.

- On met son esprit au repos : le flot des pensées des dix mille choses à faire plus tard se met en mode « silence ».

- La seule chose qui nous intéresse est **ce que l'on fait maintenant**.
- L'action y gagne en qualité : elle est souvent effectuée de façon plus rigoureuse et plus rapide.
- **L'esprit ne fait qu'un avec la main qui travaille.**

Pensée à méditer

Ecouter quelqu'un parler avec une pleine conscience est aussi un moyen de comprendre (prendre avec soi) tout le contenu du message et ne rien oublier ensuite. Votre chef vous donne des instructions au travail, mais si vous pensez déjà à votre soirée entre copains tandis qu'il parle, vous perdrez des éléments précieux de son discours et vous risquez ensuite de mal effectuer le travail demandé. Cela génère du stress, tôt ou tard.

De même l'ami qui évoque ses problèmes et qui n'est pas pleinement écouté par un interlocuteur qui pense aux achats qu'il doit faire en quittant son ami tout à l'heure, pourrait un jour vous reprocher de n'être pas à l'écoute de ses besoins.

Principe

Il sera certainement nécessaire au départ de s'exercer avec de petites tâches très courtes. En effet, notre esprit a pris la mauvaise habitude de fourmiller de pensées parasites, souvent sans que nous nous en rendions compte. Seuls les enfants sont pleinement à ce qu'ils font : les observer est très instructif. L'art est un bon moyen de le faire, tout en y prenant plaisir.

Comment procéder ?

- Choisissez une activité qui vous fasse plaisir : dessiner, peindre, cuisiner, écrire, faire un petit ménage ou une séance de rangement.
- Commencez par une courte période : dix ou quinze minutes par exemple. Lorsque vous constaterez que votre esprit s'est tu et que l'exercice devient plus facile, vous pourrez passer à une heure, etc.
- Répétez cet exercice de plus en plus souvent. Il deviendra vite une habitude.

Les écueils à éviter

- Abandonner l'expérience parce que l'on n'y arrive pas et que l'on a trop de pensées parasites et surtout, les pensées perturbatrices liées à l'exercice lui-même, comme par exemple « pourquoi tu perds ton temps puisque tu peux faire plusieurs choses à la fois ? Pourquoi tu n'appellerais pas ta petite nièce tout en cuisinant ? ».

- Ne vous laissez pas non plus perturber par l'environnement extérieur : mari, femme, enfants, animaux… qui vous réclament ou viennent vous parler pendant l'exercice. Annoncez clairement que vous êtes indisponibles pendant dix minutes, si votre exercice doit durer dix minutes et fermez la porte de votre salle de travail.

G comme...

Gestion du temps

Le stress naît parfois tout simplement d'une **mauvaise organisation** de son temps. Il existe aussi des personnes qui ne gèrent pas leur temps qu'il soit professionnel ou personnel, ou qui organisent l'un mais pas l'autre.

Reconnaissons tout de même qu'il n'est pas toujours possible de faire tout soi-même et qu'il est aussi important de déléguer certaines activités.

Les superwomen qui arrivent à mener de front une carrière de cadre supérieur avec dix heures de travail par jour, les trois enfants et le mari à la maison et qui ont une grande (et belle) maison toujours impeccable ont certainement un petit truc dans leur chapeau qui s'appelle femme de ménage, nounou pour les enfants, et secrétaire-assistante au bureau pour les seconder. Mais cela n'est pas toujours écrit clairement sur les articles qui annoncent « Comment s'organiser efficacement lorsque l'on travaille et que l'on a une vie de famille ? ».

Résultat, beaucoup de femmes qui travaillent « seulement » sept heures par jour et n'ont qu'un enfant et un mari qui ne les aide pas, vont culpabiliser en pensant qu'elles ne savent pas s'organiser et le stress réapparait...

Bref, s'organiser passe par plusieurs étapes indispensables :

- Prévoir ce que l'on va faire,
- Estimer/Attribuer un temps d'action (ni trop, ni trop peu),
- Passer à l'action (ou déléguer)

Cette démarche peut avoir bien plus d'efficacité en prenant l'habitude de faire des listes écrites.

Cela est valable au niveau de votre organisation professionnelle **et** au niveau personnel.

Une femme qui n'a pas d'activité professionnelle, peut tout de même trouver un soulagement considérable dans l'élaboration d'un planning des choses à faire chez elle, surtout si elle doit s'occuper d'une famille nombreuse.

L'outil : il va de l'agenda perfectionné au simple carnet à spirales.

En haut de la page, vous noterez alors la date puis les plages horaires : vous n'aurez plus qu'à ajouter vos diverses tâches, heure par heure.

Les bénéfices

- Planifier la veille pour le jour suivant permet d'aborder sa journée avec plus de sérénité.
- Rayer au fur et à mesure les tâches accomplies apporte une réelle satisfaction.
- De plus, cette méthode permet, de voir en fin de journée tout ce que l'on a pu accomplir. Ce n'est pas anodin : il arrive si souvent que les personnes qui ne tiennent pas de listes aient le sentiment déplaisant le soir, qu'elles n'ont rien fait de leur journée, alors que ce n'est pas le cas.
-

Pensée à méditer

Une fable de La Fontaine et la morale de cette fable « Le lièvre et la tortue » :

*« **Rien ne sert de courir, il faut partir à point** »*

Autrement dit, éviter de regarder trop longtemps tout le travail que l'on doit faire et d'attendre pour s'y mettre. Mieux vaut être mesuré et constant, que rapide et négligeant.

Principes

Il existe beaucoup de principes de gestion du temps et nous laisserons aux experts le soin d'apporter leurs conseils.

Nous citerons notamment la méthode GTD, d'après la méthode de David ALLEN reprise sur son ouvrage « *Getting things done* ».

Pour l'art d'élaborer des listes, on peut également se référer à Dominique LOREAU : « l'art des listes » (pour les références, voir bibliographie).

Il existe de nombreux ouvrages de qualité pour s'organiser chez soi ou au travail.

En résumé :

    Ø Organiser un planning de sa journée, la veille pour le lendemain,

- Faire des listes (listes des choses à faire, liste des choses à acheter si l'on part faire des courses, listes d'ordres de rangement si l'on doit revoir sa maison pièce par pièce)
- Pour les projets à long terme, on peut aussi planifier un événement à plus long terme : six mois avant par exemple, avec un échéancier au mois le mois.
- En fin de journée, vérifier ce qui a été fait et ce qui n'a pu l'être et reporter ce qui reste à faire sur la journée du lendemain.

Les écueils à éviter

- Ne pas évaluer correctement le temps qu'il faut pour réaliser une tâche.
- Surestimer ses possibilités et s'imposer trop de choses à faire sur la journée. Cela risque de provoquer l'effet inverse de ce qui est souhaité, à savoir, vous provoquerez votre propre stress !
- Ne pas tenir compte des interruptions de toutes sortes. Il faut donc garder une place pour les imprévus sinon on ne réalisera pas tout ce que l'on doit faire et l'on sera frustrés, ou pire, mécontents de voir arriver des trublions !
- Etre perfectionniste à l'excès. Il est parfois intéressant de constater que lorsque l'on doit faire quelque chose de façon rapide, on ne fait pas forcément du mauvais travail. En revanche, si l'on s'accorde plus de temps que nécessaire pour réaliser une tâche, on risque de vouloir peaufiner les petits détails.
- Pour ne pas perdre son temps, il faut aussi savoir agir **avec intérêt pour ce que l'on fait** et ne pas penser aux autres choses à faire. Nous en revenons ici à une méthode de travail en pleine conscience. (Voir notre fiche : F)

H comme...

Herbier

La nature nous offre de multiples remèdes pour toutes sortes de maux.

On pourra ainsi y puiser les plantes nous permettant d'atténuer les émotions négatives déployées lors d'un stress important.

Avant de se compliquer la vie et de dépenser beaucoup d'argent, nous pouvons déjà observer qu'avec une alimentation riche en fruits et légumes frais, nous obtenons déjà des bases importantes.

Par exemple, pour faire face à une journée qui s'annonce chargée sans s'endormir, un supplément de vitamine C sera bénéfique. A nous, le jus d'orange bien frais au petit-déjeuner, ou le jus de citrons pressés au déjeuner ou encore le kiwi en fin de repas.

Les troubles du sommeil peuvent parfois venir d'un manque de magnésium : on en trouvera en quantité, dans les bananes par exemple. Le sommeil léger ne nous prépare pas à faire face sereinement à une journée qui s'annonce difficile (voir notre fiche D, Dormir). Il y aurait encore beaucoup d'exemples dans l'alimentation et la nature est bien faite si l'on sait utiliser ses richesses à bon escient.

Toutefois, il arrive qu'une bonne alimentation ne suffise pas.

Nous aurons alors recours à des plantes sous forme de tisanes (phytothérapie) ou à des essences de plantes (aromathérapie) que sont les huiles essentielles qui peuvent s'utiliser de diverses manières : massages, ingestion, etc. Et puis, nous avons également les essences de fleurs du Dr Bach.

Bref, pour ne pas se ruer sur les médicaments et avant que ces derniers ne deviennent indispensables et que votre médecin vous les prescrive, il existe quelques petits trucs simples qui rendent la vie plus sereine.

Les bénéfices

- On s'occupe de soi en appliquant des massages ou en se préparant une tisane, et cela ne fait pas de mal au moral !
- On travaille en amont : dès les signes avant coureurs d'une période qui risque d'être une source de stress, il nous sera possible d'anticiper et d'aider notre corps et ses émotions à faire face positivement.

Pensée à méditer

Selon l'adage : «mieux vaut prévenir que guérir », il est souhaitable d'apprendre à se connaître afin d'anticiper les situations qui sont pour nous anxiogènes – et ne le sont pas forcément pour les autres d'ailleurs – pour prendre les mesures de sauvegarde qui permettent d'arriver serein devant ces situations.

Principe

Si vous avez le temps, testez quelques recettes et adoptez ensuite celle qui vous convient précisément. En effet, si nous indiquons quelques exemples, c'est à chacun de choisir ce qui lui convient en fonction de sa réaction, de l'efficacité de la plante, de ses goûts...Ainsi, si certaines personnes préfèrent se préparer une infusion de plantes, d'autres trouveront les huiles essentielles plus efficaces sur elles ou plus faciles d'utilisation, etc. Il faut tenir compte du fait que nous sommes tous différents.

Comment procéder ?

- Si l'on a du mal à s'endormir, on peut se préparer une tasse de tilleul ou de passiflore ou encore de Valériane.
- La camomille romaine est une plante intéressante aussi pour ses vertus calmantes qui permettent de retrouver l'apaisement. Elle agit notamment sur le système nerveux central.
- L'huile essentielle d'Oranger qu'on appelle aussi Petit Grain Bigaradier est reconnue pour ses propriétés sédatives. Elle est idéale pour les tempéraments plutôt nerveux.
- La lavande fine rendra aussi de nombreux avantages. Si vous n'êtes pas réfractaire au parfum de lavande, rien de tel que d'en déposer quelques gouttes sur l'oreiller avant de se coucher. L'huile essentielle de lavande fine a en effet des propriétés sédative et calmante. On peut mettre deux gouttes dans le pli du coude ou sur le plexus solaire.
- L'huile essentielle de Ylang-Ylang est aussi relaxante et dé-stressante. On pourra également l'appliquer mélangée, à une huile végétale en massage sur le plexus solaire.
- En cas de forte charge émotionnelle, les fleurs de Bach peuvent apporter un soulagement notamment Rescue (marque déposée du Docteur Bach) qui est disponible en spray buccal.

Les écueils à éviter

- Prenez toujours l'avis d'un médecin ou d'un pharmacien car les plantes peuvent être toxiques, si elles sont prises en excès ou si elles interfèrent avec des médicaments.

- Les huiles essentielles doivent s'utiliser mélangées à une huile végétale et non pures. Seule, la lavande peut s'utiliser directement sur la peau. Il convient donc de lire scrupuleusement le mode d'emploi et d'éviter le surdosage. Les femmes enceintes devront aussi être particulièrement vigilantes, certaines essences de plantes leur étant déconseillées.

- Si une plante ne vous convient pas, pour quelque raison que ce soit, vous devez en choisir une autre.

- Les compléments alimentaires, comme par exemple, les plantes en gélules ne doivent être pris que ponctuellement, sous forme de cure lors d'une période de stress. Elles ne doivent pas devenir une habitude.

I comme…

Imagerie

Lorsque l'on se rend à une séance de sophrologie, le sophrologue se sert de plusieurs « outils ». D'abord la relaxation qui se fait souvent au moyen de la conscience corporelle et permet, petit à petit de détendre tout le corps des pieds à la tête.

La détente musculaire induit parallèlement une **détente mentale remarquable**.

Lorsque l'on désire consulter le sophrologue dans un but bien précis, on va ajouter au cours de la séance une séance de visualisation.

Exemple : visualiser un événement que l'on appréhende et le voir se dérouler le mieux possible va permettre ensuite de se sentir plus détendu lorsque l'on va vivre l'événement dans la réalité. On peut, par exemple, préparer un entretien d'embauche par la sophrologie : cela permettra d'arriver le jour J avec beaucoup moins de stress.

Il existe parfois des personnes qui ont du mal à visualiser. Cela vient progressivement et il n'est pas utile de s'inquiéter, c'est un phénomène fréquent.

Pour aider à créer des images mentales (visualiser), on peut commencer par regarder avec attention un tableau ou une photographie (un paysage par exemple). Lorsque l'on a suffisamment noté de détails, on ferme les yeux et l'on essaie de voir le tableau comme « en rêve ». Voilà, une première étape, qui va permettre de créer une image mentale. Il suffit ensuite de s'exercer régulièrement.

Les bénéfices

- Ø Créer des images mentales colorées et apaisantes peut permettre, dès que l'on aura des moments difficiles dans la journée, de fermer les yeux entre 5 et 10 minutes et de contempler quelques instants une image mentale de son choix.
- Ø Comme lors d'une séance de sophrologie, on peut reprendre le principe de la visualisation afin de préparer en amont une entrevue difficile. Visualiser la scène avec le maximum de détails et voir une issue positive à cette entrevue, permet de mieux se préparer mentalement et d'arriver détendu le moment venu.

Pensée à méditer

> *Le souvenir d'une belle journée de vacances, avec l'éclat du soleil sur la mer, ou le rappel du sourire d'un grand-père ou d'une grand-mère est une image mentale qui peut être gardée comme un trésor et que l'on peut ressortir secrètement chaque fois que l'on ferme les yeux.*

Principe

Comme nous l'avons vu, le principe peut paraitre, à certains, difficile au départ. Pour d'autres c'est un jeu d'enfants. Chacun part d'un point pour arriver à un autre, il n'y a pas là de compétition. Avec la méthode du tableau, ceux qui ont un peu de mal, trouveront vite l'exercice facile à réaliser.

Comment procéder ?

- Fermer les yeux.
- Se relaxer.
- Faire quelques respirations profondes par le ventre
  (voir notre fiche R,Respirer)
- Puis laisser monter à la surface de notre esprit une image de notre choix (exemple : paysage de bord de mer, lac calme et entouré de verdure, clairière, montagne neigeuse, chat dormant au soleil dans un jardin, etc)
- Observer le climat apaisant, les détails, entendre mentalement le bruit de l'eau, le vent qui souffle dans les feuilles, le ronronnement du chat, voir l'harmonie des couleurs, etc.

Cet exercice rapide mais très apaisant peut se faire à tout moment de la journée. On peut trouver plus simple de mettre ses paumes de main sur chaque œil pour faire cet exercice : l'important est de trouver une bonne posture qui soit confortable et de ne pas être dérangé.

La visualisation peut ensuite devenir un exercice qui peut permettre de nous aider au quotidien. Il existe des ouvrages très bien faits sur le sujet comme par exemple : « La visualisation créatrice » de Shakti Gawain (voir notre bibliographie en fin d'ouvrage).

Les écueils à éviter

- Se laisser déranger par autrui. Il faut s'isoler si nécessaire. Si cela s'avère impossible parce que vous vivez dans un studio et que vous n'avez pas une minute de solitude, faites l'exercice aux toilettes ou dans une salle de bains ! Idem si vous faites l'exercice au bureau.

- Penser que l'on perd son temps quand on pense que l'on n'en a déjà pas assez pour faire tout. Il faut envisager le problème sous un autre angle : une personne stressée n'est plus productive, une personne détendue abat deux fois plus de travail. Elle a des gestes précis et rapides et est beaucoup plus efficace.

J comme…

Joie et jeux

Si l'on observe attentivement les enfants, nous remarquons qu'ils ont à peine quelques minutes de liberté qu'ils ne pensent qu'à jouer. Que ce soit dans la cour de récréation ou en rentrant à la maison, sans parler des soirées, des week-ends et des vacances.

Lorsque nous devenons adultes, les obligations familiales font parfois oublier notre engouement pour le jeu et s'il nous reste quelque temps en fin de journée, c'est souvent pour regarder toutes sortes de choses à la télévision, qui ne sont pas forcément très drôles.

On pourrait dire qu'une journée sans avoir ri est une journée de gâchis !

Bien qu'il soit difficilement possible lorsque nous sommes au bureau de tracer une marelle sur le sol de notre bureau et de nous amuser avec l'ensemble du personnel pour rompre la monotonie et le sérieux ambiant, reconnaissons que nous avons parfois des occasions de nous amuser que nous laissons passer.

S'il existe une association de clowns qui passe dans les hôpitaux pour apporter un peu de gaieté aux enfants malades, on aimerait parfois qu'il existe le même service pour les entreprises où le stress amène l'absentéisme, la maladie et dans les cas extrêmes, le suicide.

Il faut réapprendre à rire. On ne peut rire sans raison dites-vous ? Le rire est un phénomène aussi contagieux que la tristesse. Il suffit de trouver quelques bonnes histoires drôles sur internet et de les mémoriser pour faire rire un peu plus souvent ses collègues. Effet garanti !

Si vous le pouvez, allez jeter un coup d'œil sur la vidéo « Bodisattva dans le métro » que l'on trouve sur Youtube et vous verrez qu'en la regardant vous allez vite retrouver le sourire.

Les jeux de toutes natures ont un pouvoir antistress non négligeable. Ils mobilisent la concentration du joueur et lui évitent de penser à ses problèmes ou d'avoir des pensées parasites. Ils permettent de se réunir avec des personnes de son choix et de partager un bon moment. Or, à notre époque, c'est une bonne chose de se retrouver dans la réalité et d'oublier un peu les réunions virtuelles des réseaux sociaux…

Les bénéfices

- Ø Si l'on est un peu morose, on retrouve vite le moral. Et en remontant le moral des autres en racontant des histoires, on ne peut que ressentir aussi à son tour une immense satisfaction.
- Ø On retrouve aussi un sommeil de très bonne qualité.
- Ø En prime, on fait travailler les muscles faciaux et l'on garde un visage jeune !

Pensée à méditer

> *Il vaut toujours mieux rire de soi que de rire d'autrui, car rire aux dépends des autres, les blessant ainsi inutilement, ne pourra nous apporter quelque satisfaction que ce soit.*

Principe

- Ø Sourire le plus souvent possible.
- Ø Rire.
- Ø Partager de la joie

Les écueils à éviter

- Se laisser envahir par les idées noires et les mauvaises nouvelles ambiantes (informations, etc.)
- Vouloir oublier ses problèmes en regardant des films violents ou en ne fréquentant que des personnes « chagrines ».

K comme...

Kilo

Eh oui, on ne saurait aborder le stress sans aborder les problèmes de poids.

Ce qui revient aussi à dire que nous sommes trop le jouet des apparences. Mais là, est un autre débat... Certains ne manqueront pas d'objecter que si l'on désire vivre bien en société, nous sommes forcés de nous adapter à ses critères de préférence et il est clair que la préférence va souvent vers des personnes minces que vers des personnes enveloppées, que ce soit au niveau professionnel et social, ou au niveau amoureux.

Pourtant, il existe des personnes à qui quelques rondeurs vont mieux que la minceur. D'autres, en perdant du poids, vont perdre un peu de bonhomie et sembler tout à coup plus tristes.

Bref, lorsque l'on a un réel problème de poids lié à une alimentation déséquilibrée, il vaut mieux y remédier afin de ne pas tomber malade. Mais, si un ou deux kilos pris à une soirée vous gâchent systématiquement la semaine suivante, vous obligeant à des régimes drastiques, il faut changer votre point de vue sur la question, car tout ceci génère du stress et n'oublions pas que chez certaines personnes le stress fait grossir.

Il convient donc de trouver un juste milieu. Nous allons ici donner quelques suggestions de base d'une alimentation équilibrée et donc non-carencée pour les personnes qui désirent mieux se nourrir au quotidien et retrouver santé et joie de vivre. Il n'est donc pas question de donner dans cette page, vous l'aurez compris, de régime drastique. Les médecins ont d'ailleurs reconnu que des régimes trop restrictifs, menés régulièrement, avaient des effets nocifs sur la santé physique mais aussi mentale (exemple : dépression).

La règle de base est de manger un peu de tout, de ne pas faire d'excès en graisses et en sucres notamment et de manger si possible lorsque l'on a faim.

Les bénéfices

- Ø Un équilibre alimentaire rétabli.
- Ø On ne subit pas le contrecoup des carences, comme par exemple la fatigue, le manque de concentration, les pertes de mémoire, etc.
- Ø Le poids reste stable pour peu que l'on fasse en plus un peu d'exercice physique.

Pensée à méditer

> « Il faut manger pour vivre et non pas vivre pour manger » disait Molière. De nos jours, on accorde bien trop d'importance à la nourriture et à la cuisine sophistiquée – comme on peut le voir aussi par les émissions de téléréalité – il faut retrouver des plaisirs simples : un bon pain, des légumes frais cuits à la vapeur, un filet de poisson, de bons fruits de saisons... On perd moins de temps en préparatifs, on dépense moins en ingrédients et l'on se nourrit sainement : que des avantages en somme !

Principe

Retrouver le goût des aliments simples. Manger lentement et dans une ambiance paisible.

Comment procéder ?

- Si vous ne connaissez pas trop les apports journaliers recommandés (AJR) pour la santé, reportez-vous à un site internet dédié à la diététique ou demandez conseil à un naturopathe : il vous conseillera - selon que vous êtes un homme ou une femme, que vous avez un travail sédentaire ou pas – et vous indiquera les quantités en protéines, lipides, glucides et vitamines qu'il vous faut pour avoir une bonne santé et garder la ligne.

- Privilégiez les produits frais aux conserves.

- Limitez les sucreries, les pâtisseries et les sodas.

- Si vous avez tendance à faire de la rétention d'eau, limitez autant que possible l'excès de sel.

- Hydratez-vous régulièrement – même en hiver – en privilégiant l'eau tout simplement ou les tisanes si vous préférez une boisson chaude.

- Evitez de regarder les (mauvaises) nouvelles à la télévision qui sont souvent programmées à l'heure où l'on passe à table. Arrangez-vous pour regarder la télévision avant ou après si vous ne pouvez vous en passer mais jamais au moment du repas.

- Soyez si possible détendu – les discussions familiales ou amicales un peu conflictuelles peuvent attendre – et mâchez suffisamment les aliments.

Les écueils à éviter

- Même lorsque l'on dispose de peu de temps et que l'on doive se contenter d'un sandwich, il faut apprendre à s'asseoir et à manger lentement. Le sandwich est notamment composé de pain. Or, le pain est composé d'amidons et la première digestion de l'amidon se fait par la salive. Si le pain n'est pas suffisamment imprégné de salive, c'est l'estomac qui devra faire tout le travail et il ne faut pas s'étonner que l'après-midi l'on éprouve quelques somnolences.

- Nous avons dit qu'il fallait éviter les sucreries et les pâtisseries, mais il faut tout de même ouvrir une parenthèse ici. Les régimes les plus drastiques sont souvent ceux qui marchent le moins car sitôt le régime terminé et les kilos perdus, on ira se jeter sur les aliments dont on a été privés. Nous dirions donc, qu'il est préférable pour la santé de ne pas consommer de sucreries et pâtisseries tous les jours mais de les remplacer par des fruits frais. Cependant, l'esprit n'aime pas que l'on soit trop strict et le fait d'imaginer ne plus pouvoir se délecter d'un succulent éclair au chocolat de notre pâtisserie préférée suffit à lui donner justement envie de ce gâteau. Il s'ensuit de nombreuses frustrations et lorsque l'on peut à nouveau donner libre court à ses envies : quoi de plus naturel que de rattraper le temps perdu et d'acheter en quantité les aliments déconseillés. C'est pourquoi, nous pensons qu'il faut se faire plaisir en s'octroyant un jour par semaine, une friandise, choisie avec soin parmi les meilleurs produits et dégustée avec plaisir. Elle nous paraîtra d'autant plus succulente que nous aurons fait l'effort de patienter pour savourer ce petit moment. Il n'y aura alors pas de stress provoqué par la pensée de devoir dire adieu aux petites douceurs de la vie, juste pour perdre du poids et le régime s'en trouvera finalement, facilité.

L comme...

Lâcher-prise

Le stress peut apparaitre lorsque l'on se soucie d'obtenir tel ou tel résultat. Bien que l'action ait lieu dans le présent, nous sommes souvent déjà emportés dans l'avenir et attendons « avec impatience » les résultats que nous voulons obtenir. Comme l'enseigne le bouddhisme, le désir est souvent source d'impatience, et l'impatience nous apporte anxiété et attentes qui ne sont parfois pas réalisables.

Nous devons, dans une certaine mesure, nous détacher des résultats. Lorsque, par exemple, dans notre milieu professionnel, nous devons réaliser un travail, il convient de le faire avec toute l'attention possible et avec l'application de l'orfèvre. Centré sur le présent, nous réalisons des choses bien plus posément et facilement que lorsque notre esprit papillonne.

Une fois l'action terminée, il n'est pas utile de revenir dessus en y pensant sans cesse. L'action est accomplie, nous passons à autre chose. Inutile donc de nous demander si nous avons bien fait ceci ou cela si nous avons été parfaitement attentifs dans l'action, elle doit être correctement accomplie et il n'est pas nécessaire de spéculer sur les retombées positives ou négatives que nous souhaiterions voir se réaliser dans un futur plus ou moins lointain. Il faut donc lâcher-prise quant aux résultats de nos actes.

Les bénéfices

- Lorsque notre esprit anticipe un résultat c'est souvent un résultat négatif qui est suggéré et la pensée se met à regretter et nous nous mettons à douter et nous ressassons un potentiel échec... Lâcher-prise élimine ces inconvénients majeurs.

- Si l'on espère le succès, il est aussi important de ***lâcher-prise sur le résultat***, car si nous n'obtenons pas le succès auquel nous avons rêvé si longtemps, nous sommes déçus.

Pensée à méditer

Proverbe tibétain :

« *Si le problème a une solution, il ne sert à rien de s'inquiéter. Mais, s'il n'en a pas, alors s'inquiéter ne change rien* ».

Principe

Etre toujours présent dans l'action, mais lorsque l'action est terminée, ne plus y penser et laisser les choses suivre leur cours.

Comment procéder ?

- Ø N'attendez rien des autres et surtout pas qu'ils se comportent comme vous car vous seriez déçu. Lâchez-prise sur des attentes que l'on projette sur autrui.

- Ø N'attendez rien d'une action bénéfique. Faire un don à quelqu'un en attendant un retour matériel nuit à la beauté du geste. Lâchez-prise quant aux résultats matériels.

- Ø Lâchez-prise aussi sur toutes les petites actions au quotidien que l'on s'impose. Par exemple, si vous n'avez pas envie de faire le ménage, ne le faites pas mais n'en faites pas un problème en culpabilisant : lâchez-prise sur ce que pourraient penser les autres – ce ne sont souvent que des suppositions.

Les écueils à éviter

- Ne pas confondre lâcher-prise et fatalité. Le fatalisme, c'est s'en remettre au sort, laisser les choses aller lorsque l'on pourrait les arranger. Le lâcher-prise n'intervient qu'une fois que l'action correcte a été menée et que tout ce qui devait être fait a été fait.

M comme...

Massages

Après une journée difficile, on pourra, comme on le notait en fiche B (Bain) se délasser dans un bain aromatisé.

Une autre solution très efficace est le massage. Il existe toutes sortes de massages très intéressants pour effacer le stress de la journée. Vous pourrez faire un massage auprès d'un professionnel (kinésithérapeute, esthéticienne, réflexologue, etc.) ou vous masser à certains points énergétiques précis afin de vous apporter le délassement souhaité.

Un massage des mains en appliquant une crème hydratante et un massage des pieds, chaque soir, permettent de s'endormir paisiblement. En outre, leur simplicité permet de les réaliser soi-même.

Les bénéfices

- Ø On s'occupe de soi, on se détend, etc.
- Ø Le massage décongestionne les muscles et relance la circulation sanguine. Le stress a généralement l'effet inverse, il crée des nœuds énergétiques et des crispations musculaires.

Pensée à méditer

Dans certaines tribus africaines, les mères ont coutume de masser leur bébé. Par le massage, passe le toucher, les sensations. Notre civilisation renoue depuis quelques temps avec ces gestes ancestraux qui aident à reprendre contact avec nos sens, pour notre plus grand bien-être.

Principe

Prendre le temps chaque jour, même pendant dix minutes seulement, de se masser.

Selon nos disponibilités, on peut aussi se contenter d'un massage des mains, des oreilles ou des pieds. Chacune de ces parties du corps renvoie à nos organes (**réflexologie palmaire** pour les mains, **auriculothérapie** pour les oreilles ou **réflexologie plantaire** pour les pieds). Ces techniques largement répandues dans la Médecine Traditionnelle Chinoise (MTC) nous apportent un réel bien-être.

A noter : *le massage du **cuir chevelu** est également un réel soulagement. En effet, le stress aurait tendance à bloquer le flux sanguin par des crispations musculaires et notamment au niveau du cuir chevelu. C'est souvent, en période de stress que nous perdons le plus de cheveux, car le cuir chevelu n'est plus correctement irrigué.*

Le massage du cuir chevelu s'effectue également tout en douceur. Il ne faut pas frotter ou gratter mais, du bout des doigts faire littéralement glisser la peau sur le crâne et recommencer pour faire cela sur tous les endroits du crâne et de la nuque.

Comment procéder ?

- Ø Utiliser un mélange d'huiles essentielles et d'huile végétale. Par exemple, l'huile essentielle de lavande vraie pour ses effets relaxants ajoutée à une huile d'amande douce sont idéales pour un massage déstressant (voir notre lettre H, Herbier). Mais si vous n'avez pas ces produits à portée de main, une crème hydratante ou un lait pour le corps peuvent convenir.

- Ø S'installer confortablement et s'assurer de ne pas être dérangé pendant le massage.

- Ø Procéder au massage lentement par petits mouvements circulaires, intercalés de légères pressions.

- Ø On peut faire de cette séance de massage une séance de méditation en étant parfaitement présent à ce que l'on fait (voir notre lettre F, Faire consciemment).

Les écueils à éviter

- Se laisser déranger par autrui. Il faut s'isoler si nécessaire. Si cela s'avère impossible parce que vous vivez dans un studio, faites l'exercice dans votre salle de bains !

- Faire le massage dans la précipitation en pensant à toutes les tâches que l'on a à faire et ne pas profiter de cet instant.

N comme…

Nettoyer

Le ménage est une tâche répétitive qui apparait, la plupart du temps, comme une corvée, de même que le rangement.

Pourtant, ayant lu récemment un livre de méditation, il y était noté que l'on pouvait faire de nos tâches quotidiennes une méditation. Cette idée a modifié quelque peu ma perception de ces tâches « ingrates » qui sont devenues au fil des jours des outils de transformation.

Le nettoyage et le rangement apparaissent également moins rebutants dès lors que l'on accorde plus d'attention à ce que l'on fait au lieu d'avoir l'esprit qui papillonne à droite et à gauche.

Enfin, il faut aussi trouver notre rythme. C'est très important.

Ainsi, la nature nous enseigne que le rythme est à la base de toutes choses – saisons, floraisons, etc. – et que cette musique rythmique s'adapte à toute chose. Trouvez donc le rythme qui vous convient.

Si quelque chose vous gêne dans l'action, descendez d'une vitesse. Faites les choses à votre rythme et faites les choses consciemment. Vous y gagnerez en sérénité.

Les bénéfices

- Ø Décider de nettoyer ou de ranger une pièce par exemple, va aussi nous permettre de faire de l'ordre dans notre mental.

- Ø Méditer pendant l'action, ne faire qu'un avec le geste apporte plus de précision et d'efficacité et nous permet aussi de retrouver notre calme intérieur. (voir notre fiche F, Faire consciemment)

Pensée à méditer

« L'ordre est la base sur laquelle repose la beauté » (Pearl Buck)

Principe

Trouver dans chaque tâche du quotidien une occasion de méditation : faire la vaisselle, préparer un repas, ranger une pièce.

Comment procéder ?

- Lorsque vous passez le balai, ne faites qu'un avec le balai. Soyez totalement présent.

- Lorsque vous préparez un repas, observez chaque sensation : prêtez attention aux odeurs, aux saveurs, aux parfums des épices. Sentez le contact du fruit que vous épluchez, écoutez le bruit de l'eau qui frémit dans la casserole, etc.

Observez un professionnel qui est passionné par son métier : il ne fait qu'un avec le geste. Le cuisiner qui prépare une belle assiette ou l'ébéniste qui travaille le bois. Adoptez ces principes pour les tâches quotidiennes.

Les écueils à éviter

- Se laisser gagner par les soucis ambiants et les problèmes rencontrés pendant sa journée de travail.

- Penser que l'on est plus efficace si l'on pense à nos projets futurs en effectuant les tâches du quotidien – alors que bien souvent, on utilise ce temps pour ressasser des problèmes ou anticiper sur un événement qui n'arrivera peut-être jamais.

O comme...

Oubli

S'il est important de garder le « souvenir de belles choses » - référence à un film que je vous conseille : « Se souvenir des belles choses » - il est moins utile de se souvenir des mauvais moments et des expériences douloureuses.

Avec du recul, on peut s'apercevoir qu'une expérience jugée négative sur l'instant s'est avérée utile, par la suite. En effet, il apparait souvent qu'une expérience ne soit jamais aussi bonne ou jamais aussi mauvaise que l'on pouvait le penser sur le moment.

Une expérience perçue comme agréable à notre esprit peut s'avérer par la suite un mauvais choix. De même une expérience perçue comme désagréable peut souvent nous apporter une leçon salutaire pour notre évolution personnelle.

Pratiquer l'oubli des échecs, ce n'est pas se voiler la face. Il faut savoir tirer des leçons du passé, puis avancer. En conséquence, quand la leçon est comprise, rien ne sert de s'appesantir sur les échecs passés car le temps que nous consacrons à ressasser le passé nous fait oublier l'important qui est de vivre pleinement l'instant présent.

L'oubli ouvre aussi la porte du pardon à l'autre. Si l'on ne se décide pas à oublier un affront ou une mauvaise action que l'on vous a infligée, cela signifie que l'on se fait du tord et que l'on n'a pas encore digéré le problème en question.

Les bénéfices

- Ø Faire de la place dans notre esprit pour du neuf.
- Ø Etre plus efficace dans l'action présente
- Ø Eviter la déprime et le stress.

Pensée à méditer

Le bouddhiste considère que passé et futur sont des illusions. Le passé n'est plus et le futur ne s'est pas encore produit. Le seul moment qui vaille la peine que l'on s'y arrête n'est autre que le moment présent.

Principe

En apprenant à faire les choses consciemment (voir notre fiche F correspondante), on va petit à petit se détacher des actions passées ou des angoisses liées au futur.

Comment procéder ?

- Ø Lorsque vous passez le balai, ne faites qu'un avec le balai. Soyez totalement présent.

- Ø Lorsque vous préparez un repas, observez chaque sensation : prêtez attention aux odeurs, aux saveurs, aux parfums des épices. Sentez le contact du fruit que vous épluchez, écoutez le bruit de l'eau qui frétille dans la casserole, etc.

Nota : *Parfois le stress vient aussi de notre égocentrisme. L'oubli de soi pour se consacrer un peu aux autres est aussi salutaire, notamment pour une personne qui ressasse ses petites misères et qui ne s'aperçoit pas qu'elles ne sont rien en comparaison de celles des autres. S'intéresser aux autres et s'oublier un peu permet donc de relativiser et nous apporte plus de détachement par rapport à ce qui peut nous arriver.*

Les écueils à éviter

- Ne pas confondre l'oubli et l'indifférence. Il est important de prendre du recul par rapport à une expérience une fois que l'on a tiré les leçons de celle-ci, ce qui est différent que le fait d'être indifférent à nos actes et de ne pas se sentir concernés par nos erreurs.

P comme…

Positiver

Lorsque l'on est stressé, que ce soit par des soucis de santé, par le travail ou par des soucis familiaux, on a souvent tendance à voir le verre à moitié vide au lieu de voir le verre à moitié plein.

Les événements prennent une couleur grise ou noire, mais rarement leur vraie couleur. Nous les colorons selon notre état d'humeur.

Le stress engendre souvent incertitude, mauvaise humeur, colère, tristesse…beaucoup d'émotions qui vont nous faire voir les nouveaux événements sur la même note, d'autant plus si nous n'y prenons pas garde.

Bien sûr, dire de but en blanc à quelqu'un qui se débat dans toutes sortes de difficultés, qu'il faut positiver, risque de le mettre encore plus de mauvaise humeur et d'ajouter un peu plus à ses difficultés.

Si l'on est soi-même concerné par des difficultés, il peut être utile de s'essayer à positiver davantage. L'attitude qui consiste à faire « comme si » les choses allaient bien tourner, « comme si » notre prochain entretien allait bien se passer ou « comme si » notre vie prenait désormais une tournure positive, va orienter progressivement nos actions vers du positif.

Nous n'inventons rien puisqu'il faut se rappeler que la méthode d'Emile Coué repose déjà sur ces fondements.

Au départ cela pourra paraître à certains plutôt étrange comme attitude. D'autres diront que cela sonne faux et que cela consiste à faire semblant, etc.

Certes, il est des situations dans la vie de chacun qui n'appellent pas à prendre cette attitude. Ce sont les cas extrêmes et graves : perte d'un proche ou maladie grave, par exemple.

Toutefois, au sujet de la maladie, des cas graves se sont vus miraculeusement guéris lorsque le patient reste **positif** et **croit lui-même en sa guérison**. Les médecins eux-mêmes commencent à s'apercevoir que dans une maladie, le patient optimiste et confiant dans ses médecins guérira plus vite et plus sûrement que le patient qui baisse les bras et se voit déjà perdu.

Les bénéfices

- A force de faire « comme si » l'on était joyeux, on devient joyeux en permanence.

- Lorsque l'on est positif, on attire plus souvent à soi des effets positifs dans tout ce que l'on entreprend.

Pensée à méditer

« La seule chose absolue dans un monde comme le nôtre, c'est l'humour » (Albert Einstein)

Principe

Il existe des personnes qui sont des clowns nés. Leur contact assure une franche rigolade et un rien devient blague ou quolibet. Mais pour les autres personnes qui n'ont pas franchement envie de rire et ne savent où trouver l'inspiration, il existe quelques pistes qui peuvent aider.

Comment procéder ?

- Votre journée a été sombre, vous n'avez eu que des obstacles au bureau, plutôt que d'y revenir en en parlant à votre conjoint, organisez-vous plutôt une soirée devant un DVD qui vous fera rire (humoristes, comédies, etc.)

- Pas de DVD ? Il existe sur internet (**www.youtube.com**) des tas de possibilités si l'on veut visionner quelques sketchs drôles. Il suffit de taper le nom de l'humoriste ou le titre du sketch pour en trouver.

- Rejoignez des amis qui sont « presque » toujours de bonne humeur et qui ont tendance à rendre les autres aussi de bonne humeur.

- Refusez de vous appesantir trop longtemps sur les sujets de disputes, les sujets qui énervent ou les situations déplaisantes. Réglez ce qui doit être réglé et passez à autre chose. N'entretenez pas la flamme de la mauvaise humeur en y pensant sans cesse.

Les écueils à éviter

- Se laisser perturber par des éléments insignifiants. Par exemple, le fait qu'il pleuve quand on ouvre les volets, peut chez certains annoncer une mauvaise journée. Il faut stopper là ce genre de pensées qui peuvent effectivement entrainer une mauvaise journée.

- Se laisser gagner par la morosité ambiante. Si l'on se lève de bonne humeur et que l'on arrive dans un bureau où tout le monde est contrarié, on risque fort en restant dans la même pièce, de subir à son tour la morosité. Il convient alors de saluer tout le monde, d'avoir une parole gentille, et de s'éloigner, le temps que tout le monde retrouve sa bonne humeur.

Q comme...

Question

Nous considérons souvent les événements qui se présentent à nous tout au long de la journée comme des obstacles insurmontables. Nous nous rendrons compte plus tard qu'il n'en était rien mais, entre temps, notre façon de percevoir les choses et de faire des suppositions – souvent fausses d'ailleurs – a généré de l'anxiété et du stress.

Ce que nous faisons pour les choses qui arrivent, nous le faisons aussi pour les gens que nous fréquentons. Quelqu'un que vous connaissez ne vous dit pas bonjour dans la rue, et voila que vous imaginez que cette personne vous boude. En fait, elle a juste un problème de vue et ne vous a tout simplement pas reconnu.

Bref, si ce chapitre s'intitule « Question », c'est parce que, nous nous posons souvent beaucoup de questions (dans notre tête) alors qu'il suffirait parfois de poser la bonne question à la personne qui est en face de vous.

Lorsque vous avez des doutes, il est en effet plus simple de demander clairement les choses et ainsi, sans émotivité négative, aplanir les situations et laisser tomber nos doutes.

Il est aussi salutaire pour notre équilibre émotionnel de cesser de se poser trop de questions à propos de tout et de rien et surtout de faire des suppositions sur ce que les autres pensent de nous ou sur ce qui est susceptible d'arriver dans telle ou telle situation.

Dans son livre intitulé **_Les quatre accords toltèques,_** Don Miguel Ruiz nous explique en effet que « *il vaut toujours mieux poser des questions que de faire des suppositions, parce que celles-ci nous programment à souffrir.* »

Les bénéfices

- Ø On évite d'obscurcir sa journée par des pensées erronées qui nous mettent de mauvaise humeur ou nous attristent, souvent inutilement.
- Ø On clarifie les choses avec son entourage. La communication se fait plus fluide et plus saine. Elle gagne en sérénité.
- Ø On évite d'anticiper sur des événements qui n'arriveront peut être jamais en les colorant négativement et l'on se concentre sur l'instant présent (voir notre fiche F, Faire consciemment).

Pensée à méditer

> « *Les gens nous disent une chose : nous faisons des suppositions sur ce que sont leurs motivations. Ils ne disent rien ? Nous faisons alors d'autres suppositions destinées à combler notre besoin de savoir et à remplacer celui de communiquer.* »
> *(Don Miguel Ruiz)*

Principe

Décider que vous ne vous poserez plus mentalement des questions inutiles. Plus de perte de temps en futilités.

Comment procéder ?

- Il convient de retrouver une certaine spontanéité. Ainsi lors d'une conversation à plusieurs, si quelqu'un semble faire des allusions déplacées – du moins, c'est ce que vous percevez – au lieu de vous poser des questions sur ce qu'a voulu dire cette personne et de faire de fausses interprétations sur ses intentions, allez droit au but en lui demandant de clarifier ce qui n'est pas clair. Bien souvent, il en ressort plus de sérénité dans le dialogue et entre les différentes personnes.

- Ne jamais rester sur un malentendu ou un doute. Poser ouvertement les questions. Vous pourrez ainsi libérer votre esprit et passer à autre chose.

Nota : Pour aller plus loin dans l'expérimentation, il est utile de lire quelques ouvrages sur la communication non-violente (CNV) comme par exemple <u>La communication non-violente au quotidien</u> de Marshall Rosenberg (voir bibliographie en fin d'ouvrage)

Les écueils à éviter

- Il faut distinguer « poser des questions » pour mieux communiquer et clarifier les échanges et devenir curieux. Eviter de poser des questions indiscrètes sur des sujets qui ne vous concernent pas.

- Il ne doit pas y avoir de charge négative dans vos questions. Cela pourrait laisser entendre à votre interlocuteur que vous êtes en colère ou que vous lui faites des reproches. Si vous avez laissé monter la mauvaise humeur, laissez celle-ci retomber et entamez la conversation dès que vous aurez retrouvé votre calme (voir notre fiche C, Calme).

R comme...

Respirer

La respiration occupe forcément une place dans le cadre de cet ouvrage. Si, par chance, nous n'avons pas besoin de réfléchir pour respirer et que le processus se fasse automatiquement (comme la nature est bien faite !), il sera parfois utile de s'arrêter quelques minutes afin d'observer notre respiration, puis de respirer **consciemment**.

La plupart des soins de bien-être utilisent la respiration. Libératrice et bienfaitrice, la respiration **nous détend et nous maintient en bonne santé.**

En yoga, en relaxation et sophrologie, en bioénergie, en méditation et dans bien des cas, on aura soin de prêter plus d'attention à la respiration pour que le soin soit en tous points bénéfique.

La respiration, c'est la vie, mais c'est aussi un moyen de dénouer les tensions lorsqu'elles apparaissent. Par exemple, une personne qui a le trac, pourra faire quelques respirations abdominales avant de faire un discours. Elle constatera que cet exercice a des effets bénéfiques et libère les tensions.

Les expressions comme « avoir un nœud à l'estomac », ou « avoir la peur au ventre » nous montrent qu'en effet, les tensions, l'anxiété et le stress, ont souvent tendance à nouer les viscères et ces tensions se localisent au niveau du ventre. La respiration aidera à relâcher cette tension musculaire, puis par voie de conséquence, la tension mentale s'apaisera à son tour.

Les bénéfices

- Ø Lors d'un travail de longue haleine, prendre plusieurs fois dans la journée le temps de respirer consciemment et profondément par le ventre, permet de se régénérer et d'aiguiser notre attention.

- Ø Lorsque la fatigue et l'ennui s'installent, rien de tel que de prendre plusieurs inspirations profondes puis d'expirer à fond pour retrouver son tonus (et plus efficace que le café !).

Pensée à méditer

> *L'air et l'eau sont deux éléments indispensables à notre organisme. Si l'on insiste beaucoup sur l'importance de boire beaucoup d'eau et de s'hydrater, on néglige trop souvent l'importance de l'air et oublions que notre respiration permet aussi un nettoyage des toxines de l'organisme.*

Principe

Si les sportifs professionnels savent mieux respirer que les personnes sédentaires c'est parce qu'ils apprennent dès le début à synchroniser le mouvement et le souffle pour améliorer leurs performances. Faire du sport ou de la gymnastique en ne respirant pas correctement n'a rien de bénéfique. Le mouvement devient plus compliqué, comme lorsque l'on pratique des abdominaux en bloquant sa respiration au lieu de synchroniser chaque mouvement avec une inspiration et une expiration.

Dans la pratique du yoga, on insiste encore plus sur l'importance du souffle tout au long des postures (asanas).

Comment procéder ?

- On peut pratiquer des exercices de respiration à tout moment de la journée : debout, assis, allongé : c'est au goût de chacun selon ses possibilités.
- On commence toujours par une expiration afin de vider le surplus d'air dans les poumons.
- Puis on inspire à fond.
- Un bref temps d'arrêt.
- Et on relâche par une expiration profonde.

Le yoga enseigne diverses techniques de respirations notamment la respiration complète qui commence par faire entrer l'air au niveau du ventre – en partant toujours d'une expiration pour vider l'air résiduel - puis on amène l'air au niveau du diaphragme et les poumons en gonflant la poitrine avant d'expirer. Ou l'on respire en se bouchant une narine puis l'autre.

Mais si vous voulez commencer par des exercices simples, il n'est pas nécessaire dans le cadre de cet ouvrage de vous noyer d'informations. Si vous souhaitez approfondir les exercices, il est conseillé de s'informer auprès d'enseignants de yoga qui connaissent parfaitement les principes de la respiration.

Un exercice simple peut aussi être réalisé juste avant un entretien important si l'on souhaite éviter le stress et le trac. Assis, bien détendu, les épaules décontractées, les mains posées sur le ventre, faites plusieurs respirations profondes afin de sentir le mouvement du ventre qui se gonfle et se dégonfle au rythme des respirations. Ceci est un bon exercice qui relance aussi l'énergie dans tout l'organisme.

On peut y assortir une visualisation apaisante, travail souvent réalisé en sophrologie.

Les écueils à éviter

- Se laisser distraire ou faire l'exercice trop rapidement.

S comme...

Sophrologie

Parmi les techniques antistress que l'on rencontre aujourd'hui, la sophrologie tient une place de choix.

La sophrologie est une **thérapie holistique**, puisqu'elle considère la personne dans son ensemble et traite les crispations du corps en détendant le mental et les soucis du mental en relâchant les contractions musculaires.

Il y aurait beaucoup à dire sur cette thérapie et nous ne pouvons que vous engager à tester la sophrologie auprès d'un sophrologue. Dans le cadre de cet ouvrage, nous ne nous étendrons donc pas sur l'histoire et les principes de la sophrologie. On peut cependant dire qu'elle intervient dans divers domaines de nos vies : préparation à l'accouchement, aide à l'arrêt du tabac, préparation sportive, préparation d'un entretien, etc.

Dans l'exemple de la préparation à l'entretien, les personnes anxieuses et qui se sentent systématiquement stressées face à ce genre d'événements, peuvent ainsi se préparer quelques jours avant, s'assurant ainsi, le jour J plus de succès dans leur communication car elles arrivent généralement beaucoup plus détendues et confiantes que si elles ne s'étaient pas préparées. Dans ce cas, on peut parler aussi bien de coaching mais il y a parfois des abus de langage et le coaching est actuellement exercé par des personnes ayant des formations très diversifiées.

Mais, revenons au stress.

Vous pouvez faire l'exercice tel que décrit ci-après, afin de faire votre propre séance de sophrologie. Evidemment, cette petite séance est très schématisée mais elle permet d'accomplir toutefois un petit travail efficace lorsque l'on n'a pas le temps de faire une séance avec un professionnel.

Les bénéfices

- Ø Nous allons parvenir à un petit auto-coaching, qui au fil du temps, et avec la pratique s'avèrera de plus en plus efficace.
- Ø On acquiert plus de détente au fur et à mesure que l'on s'exerce et une plus grande confiance en soi.

Pensée à méditer

« *La pensée consciente établit une tension correspondante dans le corps, une contraction musculaire par exemple ou une accélération du rythme cardiaque* »
(Vénérable Henepola Gunaratana)

Principe

Retrouver son calme, se relaxer. Ou bien se préparer à un événement qui nous angoisse et génère du stress.

Comment procéder ?

- Trouvez une position confortable : sois assis sur une chaise, le dos droit et les épaules relâchées, soit allongé sur son lit ou au sol, sur un tapis.

- Détendez-vous : ici commence une séance de relaxation qui va consister à relâcher chaque tension ou contraction musculaire dans tout le corps. Il faut donc partir des orteils, puis remonter étape par étape jusqu'au sommet du crâne. Nous allons de ce fait appliquer, ce que l'on appelle en sophrologie la conscience corporelle puisque l'esprit est attentif à chaque muscle et chaque organe et ne s'attache à rien d'autre que le moment présent.

    o Concentrez tout d'abord votre attention sur vos orteils, commencez votre observation sur le pied droit et sentez les picotements à certains endroits ou la chaleur à d'autres, le contact du talon sur le matelas, etc.

    o Puis, remontez doucement jusqu'au genou (droit puis gauche, comme pour le pied)

    o Puis les cuisses. Ressentez bien les éventuelles contractions musculaires (parfois, elles sont inconscientes) et détendez-les complètement.

    o Poursuivez ainsi de suite en ressentant votre corps de l'intérieur (cœur, poumons, le sang qui circule dans les bras, de haut en bas, puis de bas en haut, etc.) et aussi de l'extérieur : le contact avec la couverture, la chaleur du tissu, etc.

    o Lorsque vous en serez au sommet du crâne, vous devriez être totalement détendu et apaisé. Il est d'ailleurs très utile de faire cet exercice de relaxation le soir avant de s'endormir (on s'endort bien souvent avant d'arriver à la tête, ce qui est excellent pour les personnes ayant du mal à trouver le sommeil).

- La phase de relaxation amène donc calme et détente musculaires. Parallèlement, toujours dans notre optique corps-esprit, le mental est complètement détendu aussi.

- Nous arrivons à une deuxième phase qui va constituer une sorte d'imagerie mentale. Il s'agit d'une visualisation consciente qui consiste à se voir dans une situation donnée avec le plus de détails possible. Ainsi, si votre objectif est de préparer un entretien d'évaluation annuelle avec votre employeur, visualisez ici chaque détail : « le bureau, l'odeur du café, voyez votre patron vous dire bonjour et vous serrer la main amicalement, voyez-vous parler de vos résultats avec facilité, avec une parfaite confiance en vous et sans aucun trac, vous voyez enfin le dénouement de l'entretien avec un parfait résultat et vous vous voyez repartir content ».

- Lorsque la visualisation est terminée, vous pouvez faire quelques respirations profondes (voir notre fiche R, Respiration).

- Puis vous allez doucement reprendre contact avec votre environnement : écouter les bruits extérieurs, bouger les orteils, les doigts, bailler, vous étirer…

- Lorsque vous vous sentirez prêts, il ne restera plus qu'à ouvrir les yeux et vous pourrez vous relever doucement.

En résumé :

> - **Première étape** : phase de relaxation (détente, conscience corporelle, apaisement du corps et du mental) ;
>
> - **Deuxième étape :** phase de visualisation (travail sur l'objet de l'inquiétude par exemple)
>
> - **Troisième étape :** on reprend contact avec la réalité (cette étape dite de « désophronisation » est importante et ne doit pas être oubliée. Elle permet de faire une coupure après la visualisation, de sortir de notre état sophroliminal (entre veille et sommeil) et de reprendre nos activités sans souffrir de vertiges ou autres problèmes liés à une séance trop vite conclue).

Les écueils à éviter

- Il est important de se réserver suffisamment de temps et de ne pas être dérangé. La phase de relaxation étant à elle seule assez longue.

- La phase de visualisation permet de travailler sur soi et sur ses émotions avant un événement important. Il n'est pas question de manipuler autrui par cette technique. En outre, tout au long de la sophrologie, le sujet reste conscient. Nous tenons à ajouter que si vous faites une séance préalable avec un sophrologue (fortement conseillé pour acquérir les bons réflexes), il ne s'agit nullement d'hypnose, justement parce que le patient est toujours conscient et interagit avec son thérapeute.

T comme...

Travailler

Le travail, dans son sens d'activité professionnelle, peut apporter beaucoup de stress. Soit nous n'aimons pas ce travail et, dans ce cas, il est préférable d'en changer, soit nous avons des collègues ou employeurs qui nous dévalorisent et exigent trop par rapport au temps normal de travail.

Il convient d'ouvrir une parenthèse toutefois : il arrive que l'on n'aime pas son travail et que l'on se sente obligé de le garder (âge, difficulté du marché du travail, métier peu demandé, etc.). Si l'on ne peut se mettre à son compte, opter pour un changement en faisant une formation ou toute autre solution, alors, il sera important de rechercher la détente dans les autres dimensions de notre vie : les relations interpersonnelles (aspects social et familial), l'activité physique (sport ou autre activité qui vous permette de vous donner à fond et vous procure une réelle source d'évacuation du stress généré par le travail) etc.

Heureusement, les cas extrêmes où l'on déteste littéralement son travail tout en y étant bloqué, sont rares.

Mais le stress au travail n'est pas seulement lié à l'extérieur. Nous avons parfois tendance à générer notre propre stress.

Voici quelques exemples :

- Papillonner, « flemmarder » : passer des coups de fil personnels, surfer sur les réseaux sociaux à titre privé, prendre des rendez-vous personnels, parler de choses et d'autres près de la machine à café, etc... Puis s'apercevoir à 11h que le rapport que l'on doit rendre impérativement pour midi, n'est pas encore commencé.

- Penser à toute autre chose : penser aux courses que l'on va faire après le boulot, à l'organisation du goûter pour la petite dernière, au resto de la veille... pendant que le patron donne des instructions. Puis, conséquence de notre inattention, se faire réprimander par sa hiérarchie.

- Etc.

Pour éviter de générer notre propre stress, il est parfois utile de se rappeler que faire les choses consciemment apporte l'aplanissement de nombreux problèmes professionnels (mindfulness : voir notre fiche F, Faire consciemment)

Gérer notre stress au quotidien est un travail de tous les instants. Nous évoquons ici le mot travail mais nous pourrions aussi utiliser l'expression « **effort constant** » car quelle que soit la technique utilisée : méditation, sophrologie, yoga… il n'est pas possible de trouver le calme et d'apprendre à gérer notre stress si nous ne sommes pas constants dans nos exercices et dans notre pratique.

Les bénéfices

- Acquérir d'autres qualités qui peuvent éventuellement nous manquer : patience, ténacité, assiduité, persévérance, concentration sur l'action…
- Voir les résultats de nos efforts aboutir et en acquérir une certaine satisfaction (au lieu de la frustration d'avoir gaspillé son temps et d'avoir à affronter le mécontentement des autres).

Pensée à méditer

« *Un travail constant vient à bout de tout.* » *(Virgile)*

Principe

Appliquer la conscience présente et totale. Eliminer toute forme émotionnelle négative, lorsque cela est possible.

Comment procéder ?

- Utiliser les outils pratiques à notre disposition : notamment, apprendre à gérer son temps (urgences, priorités) ;
- Etre présent dans chaque tâche : éviter de penser à des sujets qui n'ont rien à voir avec la tâche que l'on effectue en ce moment même.
- Organiser son espace de travail pour qu'il soit en accord avec notre précédent conseil. Il s'agit donc de ranger son plan de travail (bureau ou autre), afin que rien ne traine et qu'il ne contienne que ce qui est précisément lié à cette activité.
- Une fois la tâche accomplie, prendre quelques minutes pour souffler (faire justement quelques respirations profondes), puis passer à la suivante…

- Lorsque vous accomplissez la tâche suivante, ne revenez pas sans arrêt sur l'action passée en vous posant toutes sortes de questions sur le bien fondé de sa réalisation ou les appréciations futures. Laissez tout tomber sans vous attacher aux résultats.

Le travail fait dans un tel esprit est alors une vraie méditation à lui seul.

Les écueils à éviter

- Etre présent à chaque instant, ne veut pas dire que faire un travail écrit vous dispense de décrocher le téléphone. Arrêtez-vous, faites une réponse concise et claire au téléphone, puis revenez à votre tâche. Il est souvent nécessaire, dans l'activité professionnelle de faire plusieurs choses à la fois. Mais, dans ce cas, efforcez-vous toujours d'avoir l'esprit présent (ce qui veut dire, ne pas penser à votre travail en cours, tandis que vous discutez au téléphone avec votre interlocuteur).

U comme…

Urgent

Voici un mot qui implique chez certains beaucoup de stress. Il faut dire que, dans notre milieu professionnel, il arrive que ce mot soit employé à toutes les occasions.

Bref, il faut relativiser – et si possible aider les autres à le faire – car lorsque vous êtes confronté en permanence à des urgences et que vous n'avez jamais une minute pour souffler, c'est qu'il faut réorganiser le travail différemment ou embaucher quelqu'un en plus. Tant que vous arriverez à traiter les urgences quotidiennes dans les temps requis, votre hiérarchie sera satisfaite et ne pensera pas que cela vous pose des problèmes. Pour vous, les journées deviennent vite harassantes et le stress s'installe. Bien souvent aussi, les griefs prennent forme, car vous êtes dans une position inconfortable et vous n'osez pas dire le fond de votre pensée. Vous avez souvent peur d'être jugé comme une personne qui n'est pas assez compétente, ce qui n'est pas le cas. Donc, répétons qu'une activité professionnelle qui comporte des urgences à longueur de journées doit être revue quant à ses modalités organisationnelles.

Il est donc important d'ouvrir le dialogue.

Outre le milieu professionnel, nous avons aussi tendance à nous ajouter des urgences domestiques. Certes, la femme est souvent défavorisée car elle doit s'occuper de beaucoup de choses et c'est encore plus difficile lorsqu'il y a des enfants qui demandent beaucoup d'attention.

Dans ce domaine aussi, il est parfois utile de revoir notre organisation et de prendre le temps de réfléchir à ce qui est vraiment urgent, par rapport à ce qui ne l'est pas et peut donc attendre.

En matière de stress, nous sommes parfois nos propres « bourreaux ». Nous nous mettons une telle pression que nous générons notre propre stress.

Efforçons-nous alors une fois par semaine – commençons alors, le week-end – de ralentir notre rythme.

Les bénéfices

- Ø Faire retomber la tension : nos nerfs se décontractent, notre rythme cardiaque devient plus lent, nous retrouvons notre sérénité.
- Ø Nous prenons plus de temps pour savourer la vie.

Pensée à méditer

> *« La vie m'a appris une chose : quand il y a urgence, il faut parfois savoir ne pas se presser »* *(Christian Blanc – interview Telerama Juin 2002)*

Principe

Il ne s'agit pas de ne rien faire pendant une journée ou deux, mais de faire les choses au ralenti. Si cette pensée vous angoisse, commencez alors par une demi-journée.

Comment procéder ?

- Au lieu de faire des mouvements rapides et nerveux et d'être constamment sous pression, faites de chaque action que vous allez mener dans ce laps de temps un moment plein d'attention et ralentissez chaque geste.
    - Exemples : au lieu de marcher d'un bon pas, comme les autres jours, promenez vous lentement. Si vous avez prévu de cuisiner, faites vos préparatifs tranquillement.
- Evitez de regarder l'heure.
- Adoptez l'attitude mentale qui correspond, à savoir :
    - Etre conscient de chaque geste posé et être totalement présent dans l'action : éviter de penser aux mille choses que vous ne ferez pas.
    - Se dire que, peu importe l'heure qu'il est, vous avez tout votre temps. Rien ne presse.

Vous allez constater que cet exercice, même s'il parait à priori simpliste, est souverain pour permettre à toute sensation de stress de retomber.

La culpabilité vous poussera peut-être par moments à accélérer les gestes. Remplacez alors ce sentiment par une sensation de plénitude liée au fait que vous ferez avec application et rigueur ce que vous avez à faire tandis que, dans la précipitation habituelle, les choses sont parfois bâclées ou restent inachevées.

Les écueils à éviter

- Se laisser imposer le rythme des autres. L'exercice se faisant le week-end, personne n'oserait vous dire de vous dépêcher ?
- La culpabilité comme on l'a vu. Le bien-être qui ressort après le week-end de cet exercice du ralenti, peut être contre balancé par le sentiment d'avoir fait peu de choses. Au final, même en agissant vite, on se sent très souvent insatisfait, car il y a toujours si l'on cherche bien – et beaucoup sont spécialistes de cette recherche ! – des choses qui restent en souffrance et qui occasionnent notre propre culpabilité. Mais à choisir entre laisser quelques petites choses en plan et gagner en sérénité et en calme intérieur, il vaut mieux choisir le second. Les personnes qui passent leur temps à courir et ne sont jamais satisfaites ont une espérance de vie bien plus courte que ceux qui agissent lentement et calmement.

V comme…

Valeurs

Lorsque les choses ne tournent pas comme nous le voudrions, nous sommes maussades, en colère, tristes… Si la situation perdure, nous allons développer un état de stress, d'anxiété voire une forme de dépression.

De même, nous pouvons vivre une situation stressante qui fasse de l'ombre à notre joie de vivre, notre bien-être intérieur et notre équilibre. Si la situation dure longtemps, là encore, nous perdons le sommeil, ou nous sombrons dans la déprime. Bien souvent, s'installe alors un mécontentement permanent qui nous empêche de voir que certaines choses vont bien.

S'il est utile d'entamer une psychothérapie, nous pouvons aussi faire appel à nos valeurs.

Par exemple, interrogeons-nous sur nos propres valeurs :

- Quelle est notre conception de la vie, du bonheur, de la famille ?
- A quoi (et à qui ?) attachons-nous le plus d'importance ?
- Quelles ont été nos réussites personnelles ? (ne pas hésiter à les lister par écrit).
- Quelles sont nos motivations et nos objectifs familiaux, professionnels et autres ?
- Etc.

S'il est parfois nuisible de se poser trop de questions dans certaines situations, il est toutefois utile de s'interroger sur le sens de notre vie, dès lors que les choses semblent aller de mal en pis.

Interrogeons-nous sur notre philosophie de vie. Tachons de voir dans une situation compliquée, tous les aspects en présence et non pas seulement une seule facette.

Les bénéfices

- Mener une réflexion objective et réfléchie
- Apprendre à relativiser par rapport à nos ressentis – surtout négatifs – dans une situation.

Pensée à méditer

> « Un idéal n'a aucune valeur si vous ne pouvez pas le mettre en pratique » (Swami Ramdas)

Principe

Papier et crayon en main, nous pouvons plus facilement y voir clair. Un peu comme le fameux brain-storming que l'on pratique en entreprise : il s'agit, à partir d'une idée, ou d'un problème de noter tout ce qui nous passe par la tête sur le sujet.

Comment procéder ?

- Prenez un sujet qui a de la valeur à vos yeux (votre famille, votre travail, vos amis) et qui semble actuellement problématique ;
- Inscrivez dans une première colonne le principal motif de mécontentement, de stress ou autre ;
- Dans une deuxième colonne : vous noterez par rapport à la valeur-travail par exemple, ce qui vous semble important dans ce domaine. Ce sont vos valeurs et non celles d'autrui qui comptent ici.
- Dans une troisième colonne : vous noterez les handicaps pour atteindre vos valeurs, les aspects négatifs dans votre travail d'aujourd'hui.
- Dans une dernière colonne : vous noterez les points les plus positifs de votre travail actuel.

Ceci va permettre de mettre en lumière plusieurs choses. On peut par exemple s'apercevoir, que globalement notre travail n'est pas si terrible que nous le pensions et qu'il répond assez bien à notre valeur-travail.

Il peut révéler qu'un souci par rapport à la famille – si vous avez effectué le même tableau pour la famille – n'est que passager et que, globalement, votre famille vous apporte plus de joies que de peines.

Vous ferez plus tard, après une mûre réflexion, les ajustements qui s'imposent. Si un domaine ne répond pas à vos valeurs profondes et est source de problèmes, il faut porter son attention sur celui-ci car il peut ensuite apporter frustrations et énervement, sentiments négatifs pouvant être « transportés » dans les autres domaines de votre vie.

Les écueils à éviter

- Cet exercice de réflexion doit se faire au calme, pendant une journée de repos. Vous devez être détendus et non pas encore pris par le sentiment de colère ou de frustration. Ceci vous permettra d'être plus objectif.
- Penser que le problème vient surtout des autres et ne jamais penser à se remettre en question.
- Ou au contraire, sombrer dans un manque de confiance en soi et penser que tout problème nous est imputable.

W comme…

Week-end

Nous avons tous à notre disposition des jours pour nous reposer. Certains chôment le samedi et dimanche. D'autres ont le dimanche et le lundi.

Nous avons tous, au minimum une journée à notre disposition.

Nous n'avons pas toujours assez de recul sur notre quotidien pour mettre à profit cette journée ou ce week-end pour nous relaxer et … ne rien faire ! Trop accaparés par un rythme trépident pendant la semaine, nous avons du mal à freiner ou nous arrêter le week-end.

Evidemment, il y a toujours les courses que l'on ne peut vraiment pas faire en semaine, ou encore une petite séance de nettoyage dans la maison. Pourquoi ne pas concentrer tout ceci dans notre samedi et répartir les tâches qui ne demandent que peu de temps sur un ou deux soirs de la semaine ? Ainsi, il serait bienvenu de dégager une journée entière pour **nous reposer vraiment**.

Et puisque l'on nous dit que le Créateur a mis 6 jours pour créer le monde et qu'il s'est reposé le septième jour, serions-nous assez orgueilleux pour faire plus que Dieu lui-même ?

Certes les motivations sont très louables lorsqu'il s'agit de s'occuper de ses enfants ou de sa famille. Mais s'investir dans des tâches qui représentent des corvées et une foule de choses à faire, peut certainement attendre, sauf si l'on y trouve du plaisir et un moment de détente comme par exemple, faire un bon gâteau – parce que l'on aime cuisiner – ou passer du temps dans son jardin – parce que l'on aime jardiner au grand air.

Pour les autres choses, dont nous sommes les premiers à nous plaindre et pour lesquels on dira dès le lundi à nos collègues : « je n'ai pas arrêté de tout le week-end et je ne me sens pas reposé. », mettons-les de côtés pour le moment et profitons de notre repos, après tout bien mérité !

Les bénéfices

- Ø Entamer une nouvelle semaine plus reposé et moins énervé et stressé.
- Ø Se sentir en pleine forme et de bonne humeur.
- Ø Avoir plus d'énergie et de joie de vivre.

Pensée à méditer

« Il n'est jamais trop tard pour RIEN faire » *(Confucius)*

Principe

Ne trouvez pas de fausses excuses : reporter par exemple sur les autres la responsabilité de ne pas avoir pu vous reposer. Décidez de faire un jour – à défaut une demi-journée – de farniente à ne **rien faire du tout**.

Comment procéder ?

- Annoncer à votre entourage que le dimanche (par exemple) vous ne faites RIEN.
- Tenez-vous-y.
- Implications : chacun s'organise pour ne pas avoir besoin d'une chemise repassée ou d'un maillot de sport propre justement ce jour là (tout aura été fait le vendredi ou le samedi). Le repas sera préparé à l'avance, ou l'on mettra tous les saladiers et plats de restes à finir sur la table. Sinon, on appelle le pizzaiolo du quartier et l'on se fait livrer !

Les écueils à éviter

- La culpabilité par rapport à ce que les autres vont penser : inutile car votre entourage peut tout à fait comprendre le besoin de repos et préférera sans doute ainsi vous trouver de meilleure humeur et plus disponible par la suite.

- La culpabilité par rapport aux choses qui ne seront pas faites. Imaginez que vous soyez atteint d'une forte fièvre et qu'il vous faille garder le lit pendant 4 ou 5 jours : vous ne vous attarderiez pas à penser à toutes les choses qui vont rester en suspens mais bien plutôt vous penseriez qu'il vous tarde de retrouver votre forme physique et votre santé.

X comme…

X Fois

La lettre X se prête à peu de mots. Nous avons intitulé ce chapitre « X Fois » car, le secret – dans bien des domaines – consiste à pratiquer, mais surtout à faire les choses avec constance et à s'améliorer un peu plus à chaque fois.

Beaucoup de gens cherchent une méthode leur permettant de se sentir plus serein et moins stressés. Ils commencent par essayer une méthode, font deux ou trois essais, puis n'ayant pas obtenu de résultats, ils essaient autre chose. Certains vont ainsi de nouvelle technique en nouvelle technique, étant toujours déçus par les résultats.

Pourquoi ? Parce **qu'ils n'ont pas la patience d'attendre**. Nous sommes dans un environnement où tout va plus vite qu'autrefois. Il faut à tout le monde réussir vite, prospérer vite, être reconnu encore plus vite, etc. Bien sûr, avec les nouvelles technologies, tout va vite mais les mentalités résultant de cet état de fait sont souvent faites d'impatience. Voilà pourquoi, nous trouvons que nos employeurs exigent trop de choses et veulent tout, tout de suite. Mais, nous ne comprenons pas que, pris dans le même tourbillon, nous avons aussi tendance à adopter cette attitude jusqu'à notre propre bien-être.

Ainsi, la méditation nécessite beaucoup de patience et doit être effectuée tous les jours, voire deux fois par jour, si l'on veut obtenir des résultats au fil de nos exercices. De même, la pratique du yoga nécessite un engagement : vous ne pouvez pas espérer enchaîner tous les mouvements d'une *salutation au soleil* et effectuer parfaitement l'exercice en une seule fois. Vous ne pouvez pas faire vos *asanas* (postures) une fois par mois parce que vous avez une heure de temps libre, et trouver que cette technique ne vous apporte pas la souplesse et la détente dont tout le monde parle. Le secret, c'est la persévérance.

Il convient donc de s'entraîner encore et encore. Il convient de s'entraîner X fois…

Les bénéfices

- La répétition des exercices nous enseigne également la rigueur, la persévérance et l'endurance, toutes qualités qui nous seront utiles dans notre vie de tous les jours.

- Lorsque, à force d'entraînement et de répétition, nous arrivons à nous améliorer, à nous sentir visiblement moins stressés, une petite victoire se fait jour.

Pensée à méditer

« *Si vous faites une erreur et que vous en avez conscience, vous ne la reproduirez pas. Vous améliorerez ainsi, progressivement, l'usage de vos capacités*» *(Lama Jigmé Rinpoché)*

Principe

Au début, nous pouvons essayer des techniques qui s'offrent à nous, mais dès que l'on ressent plus d'affinité pour l'une ou l'autre, il vaut mieux ensuite garder une activité ou deux mais s'y tenir sur la durée (exemple : méditation et yoga ou méditation et sophrologie…).

Il faut aussi choisir en fonction de ses préférences physiques. Si vous avez besoin de bouger, vous allez vous orienter vers le sport, la gymnastique, le yoga. Si vous supportez d'être statique, la méditation vous ira très bien – encore que la méditation puisse aussi s'exercer dans l'activité. Si vous avez besoin d'exercer votre créativité, l'art thérapie apporte à la fois relaxation et présence consciente tout en étant créatif…

Comment procéder ?

- Ø Ne pas se décourager si vous n'obtenez pas immédiatement les résultats escomptés.

- Ø Persévérer dans la pratique : deux fois ou plus par semaine est un bon rythme mais il n'y a pas de règles quant aux résultats. Certains en obtiennent lors de deux ou trois semaines de pratiques, d'autres voient les premiers résultats trois mois plus tard.

- Ø Il est aussi important de se détacher des résultats.

Observez un musicien qui fait des gammes sur son piano. Un enfant qui fait des suites de lettres pour apprendre à les écrire, etc. La répétition d'un geste apporte toujours des résultats.

Les écueils à éviter

- Se décourager trop vite.

- Se laisser influencer par l'entourage qui préfère telle autre méthode plutôt que la nôtre et changer en cours de route, pour quelque chose qui finalement ne nous convient pas.

Y comme...

Yoga

Le yoga est souvent recommandé dans la gestion du stress.

Contrairement aux idées reçues, le yoga n'est pas si simple qu'il y parait. Si l'on commence par des postures (ou « asanas ») simples lorsque l'on est débutant, on peut évoluer ensuite vers des postures très complexes.

En outre, il existe de nombreuses formes de yoga allant du plus doux au plus dynamique comme le Power Yoga par exemple.

Le yoga offre un double avantage : il permet de se détendre, de s'assouplir au fur et à mesure des séances et d'opérer un massage des différents organes, ce qui offre aussi une meilleure santé.

En outre, tout en travaillant des exercices physiques, il est aussi souverain pour apprendre à respirer.

Nous pouvons également trouver beaucoup de bénéfices dans la pratique du yoga des yeux, d'autant plus, si nous passons beaucoup de temps sur les écrans : télévision et informatique.

Les bénéfices

- Quelle que soit la forme de yoga choisie, nous apprenons ainsi la patience et la persévérance en répétant régulièrement les exercices (voir notre fiche X, X Fois) ;
- Notre respiration se fait plus régulière.
- Nos idées se font bien plus claires.

Pensée à méditer

« *Le yoga est l'installation de l'esprit dans le silence*» *(Patanjali)*

Principe

Commencez par prendre des cours avec un professeur car même s'il parait simple vu de l'extérieur, il faut savoir qu'une posture mal effectuée peut entrainer des troubles physiques si l'on persiste dans l'erreur.

En outre, si vous n'êtes pas familier avec la respiration, vous allez apprendre grâce au professeur à placer correctement votre respiration.

Comment procéder ?

- Dès lors que vous vous serez familiarisé avec les postures, vous pourrez en sélectionner deux ou trois pour commencer.

- Passez suffisamment de temps sur chaque posture tout en respirant correctement et en étant pleinement conscient de l'exercice effectué.

- Un principe : mieux vaut faire peu de postures, mais ne pas se décourager plutôt que de vouloir enchainer de nombreuses postures et les exécuter de façon inadéquate. De plus, si vous n'avez pas beaucoup de temps à consacrer à la pratique, mieux vaut réduire la durée mais garder une fréquence de 3 à 4 séances par semaine. Idéalement, il serait même mieux de faire une séance d'un quart d'heure chaque jour, plutôt qu'une séance d'une heure par semaine.

Les écueils à éviter

- Forcer sur une posture lorsque l'on débute est déconseillé. Si vous ne pouvez pas faire une chandelle complète, faites une demi chandelle ou si vous n'arrivez pas à faire la posture du lotus dans son entier, ne pliez qu'une seule jambe et gardez l'autre étendue devant vous dans un premier temps.

- Se laisser distraire par ce qui se passe autour de nous. Il faut trouver une pièce où l'on ne soit pas dérangé. L'idéal, si l'on a un jardin, reste la pratique au grand air !

- Se laisser distraire par nos propres raisonnements et nos pensées parasites. (voir notre fiche F, Faire consciemment).

Z comme…

Zen

Vous y êtes. Après quelques exercices et réajustements dans votre quotidien, vous ne laisserez plus le stress, l'anxiété ou encore la tristesse et toutes les pensées négatives envahir votre quotidien.

Bien sûr, cela peut paraître illusoire et il est quasiment impensable de rester serein 7 jours sur 7. Notre environnement nous titille, nous asticote, nous énerve et nous avons besoin à un moment donné d'exploser de colère, comme une marmite aura besoin qu'on laisse sortir la pression.

Il ne faut bien sûr pas penser que cela soit un échec. Si la colère n'est pas souhaitable et qu'il soit préférable de l'évacuer par tout autre moyen comme le sport, ou taper dans un punching-ball, afin de ne pas nous rendre malade, elle peut parfois être salutaire quand on a atteint la limite de ce qu'il est possible de supporter.

Vous déciderez ensuite que vous avez clarifié des choses ou peut-être que cela a envenimé la situation et qu'il faudra reprendre un dialogue calme et sans violence, mais dans l'immédiat, il ne faut pas en faire un sujet de culpabilité en pensant « échec » ou « inutilité de ces méthodes ». Chacun d'entre nous, peut toujours s'améliorer mais il est nécessaire d'essuyer quelques échecs et de repartir sur de nouvelles bases.

Ainsi, progressivement vous allez atteindre un état d'esprit plus serein. Le zen enseigne cette attitude face à la vie.

Les bénéfices

- Ø L'esprit est plus clair.
- Ø Le corps est relaxé et détendu.
- Ø Nous sommes de plus en plus en paix avec les autres et avec nous-mêmes.

Pensée à méditer

« Marcher est aussi le zen…que l'on bouge ou que l'on soit immobile, le corps demeure toujours en paix même si l'on se trouve face à une épée, l'esprit demeure tranquille» (T. Deshimaru)

Principe

Un état d'esprit zen s'acquiert au quotidien. Comme pour la méditation, il n'est pas nécessaire de s'asseoir (zazen) dans la posture du lotus car cela nous oblige à attendre l'occasion de prendre le temps de nous asseoir de telle ou telle manière et d'avoir assez de temps à consacrer à l'exercice.

Comment procéder ?

- Quand vous marchez, soyez dans le mouvement, totalement présent. Même lorsque vous partez prendre un métro ou un bus pour vous rendre au travail.
- Ne pensez à rien.
- Si des pensées se présentent à votre esprit, laissez les passer tranquillement.
- Si l'exercice vous semble difficile, portez votre attention sur votre respiration et au besoin aidez-vous en portant votre main sur le ventre pour respirer profondément.

Les écueils à éviter

- Le manque de persévérance.
- La distraction.
- La fréquentation de personnes dont les discussions regorgent de blâmes à propos de tout et de tout le monde.

A propos de l'auteur...
Après une expérience en entreprise d'une dizaine d'années, j'ai pu constater sur le terrain » que le stress était non seulement présent dans la plupart des sociétés mais aussi dans le quotidien et dans la vie privée d'un grand nombre.

Que l'on ait des tâches d'exécutant ou que l'on soit chargé d'un certain nombre de responsabilités, le stress est toujours présent. Lorsque l'on est épanoui, dans un emploi qui nous plait, le stress est souvent positif et l'on peut l'utiliser très souvent comme un challenge dès lors que notre travail nous passionne, que l'on évolue dans un environnement professionnel intéressant avec des collègues sympathiques. Mais lorsque l'on ne trouve pas d'intérêt dans nos tâches quotidiennes, que les collègues râlent sans arrêt, que la hiérarchie tente de maintenir un chiffre en déclin, le stress est souvent chargé d'émotions négatives.

J'ai connu l'un et l'autre. Puis, je me suis orientée vers les médecines douces en particulier la sophrologie, les thérapies énergétiques et la naturopathie afin d'offrir aux autres et à moi-même des solutions pour vivre plus sainement et plus sereinement. Auditrice au Conservatoire National des Arts & Métiers pendant quatre années, dans le domaine de la psychologie du travail, j'ai pu aussi comprendre les diverses façons de faire face au stress au travail.

Aujourd'hui, j'ai plaisir à partager mon expérience avec ceux qui le souhaitent. Je participe à des écrits sur divers sites internet dans le domaine santé/bien-être.

Le but de cet ouvrage est d'apporter quelques idées pour le quotidien. Il y en a, je le souhaite, pour tous les goûts et chacun pourra y puiser les ressources dont il a besoin. Mais, je reconnais humblement que toutes ces méthodes ne sont pas nouvelles : elles sont à notre disposition depuis bien longtemps et beaucoup d'auteurs – dont certains figurent dans la bibliographie – ont donné des conseils efficaces pour apprendre à gérer notre stress au quotidien, à vivre le moment présent et surtout à voir la vie du bon côté.

Je remercie tous ces auteurs qui m'ont apporté des éclairages au quotidien pour voir plutôt le verre à moitié plein et non le verre à moitié vide.

Mon expérience m'a néanmoins appris que la théorie est un premier pas vers une amélioration, mais que, si elle n'est pas suivie de pratique, les efforts resteront vains.

Je souhaite que le lecteur puisse revenir régulièrement sur cet abécédaire. Le format choisi a pour but de « travailler » une page à la fois, de méditer grâce à une petite réflexion.

Puis-je me permettre aussi de l'encourager à ouvrir un journal de bord, afin d'y noter ses propres réflexions, ses ressentis et ses commentaires ?

Puisses-tu, cher lecteur, trouver le calme et la sérénité par ton travail constant, ta discipline et ton enthousiasme à atteindre ce but !

L'auteur

Bibliographie

- L'art des listes (ed. Marabout)

Auteur : Dominique Loreau

ISBN-10 : 2501087674

ISBN-13 : 978-2501087674

- L'art de la simplicité (ed. Marabout)

Auteur : Dominique Loreau

ISBN-10 : 2501051041

ISBN-13 : 978-2501051040

- Faire le ménage chez soi, faire le ménage en soi (ed. Marabout)

Auteur : Dominique Loreau

ISBN-10 : 2501071697

ISBN-13 : 978-2501071697

- Les quatres accords toltèques (ed.Poches Jouvence)

Auteur : Don Miguel Ruiz

ISBN 978-2-88353-461-2

- S'organiser pour réussir (ed.Leduc S.Editions)

(GTD : Getting Things Done)

Auteur : David Allen

ISBN-10 : 2848992093

ISBN-13 : 978-2848992099

- Techniques de visualisation créatrice (ed. J'ai lu)

Auteur : Shakti Gawain

ISBN-10 : 229033992X

ISBN-13 : 978-2290339923

- Travail, usure mentale (ed. Bayard Jeunesse)

Auteur : Christophe Dejours

ISBN-10 : 2227477806

ISBN-13 : 978-2227477803

- Transformez votre vie (ed. Marabout)

Auteur : Louise Hay

ISBN -10 : 2501053631

ISBN-13 : 978-2501053631

- La communication non-violente au quotidien (ed.Jouvence)

Auteur : Marshall Rosenberg

ISBN-10 : 2883533148

ISBN-13 : 978-2883533141

- La sophrologie au quotidien (ed. J'ai lu)

Auteur : Jean-Yves Pecollo

ISBN-10 : 2290339458

ISBN-13 : 978-2290339459

- La sophrologie facile (ed. Marabout)

Auteur : Yves Davrou

ISBN-10 : 2501052382

ISBN-13 : 978-2501052382

- Plus jamais fatigué (ed. J'ai lu)

Auteurs : Michel Montignac et Pierre Fluchaire

ISBN-10 : 2277070157

ISBN-13 : 978-2277070153

- Le pouvoir du moment présent (ed. J'ai lu)

Auteur : Eckart Tollé

ISBN-10 : 2290020206

ISBN-13 : 978-2290020203

- Nouvelle Terre (ed. Ariane Editions)

Auteur : Eckart Tollé

ISBN-10 : 2896260072

ISBN-13 : 978-2896260072

- Ecoute ton corps – tome 1 (ed. ETC)

Auteur : Lise Bourbeau

ISBN-10 : 2920932004

ISBN-13 : 978-2920932005

Table des Matières

AVANT-PROPOS..2

A COMME … ARRÊTER..6

B COMME… BAIN..8

C COMME…CALME..11

D COMME…DORMIR..14

E COMME…EQUILIBRE..17

F COMME…FAIRE CONSCIEMMENT..20

G COMME…GESTION DU TEMPS..23

H COMME…HERBIER..26

I COMME…IMAGERIE...29

J COMME…JOIE ET JEUX..32

K COMME…KILO..34

L COMME…LÂCHER-PRISE...37

M COMME…MASSAGES...39

N COMME…NETTOYER..41

O COMME…OUBLI...43

P COMME…POSITIVER...45

Q COMME…QUESTION...48

R COMME…RESPIRER..50

S COMME…SOPHROLOGIE..53

T COMME…TRAVAILLER...57

U COMME…URGENT..60

V COMME…VALEURS...63

W COMME…WEEK-END...66

X COMME…X FOIS...68

Y COMME…YOGA...71

Z COMME…ZEN..73

A PROPOS DE L'AUTEUR...75

BIBLIOGRAPHIE..77

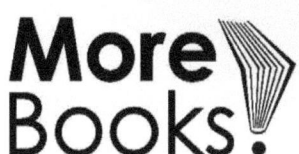

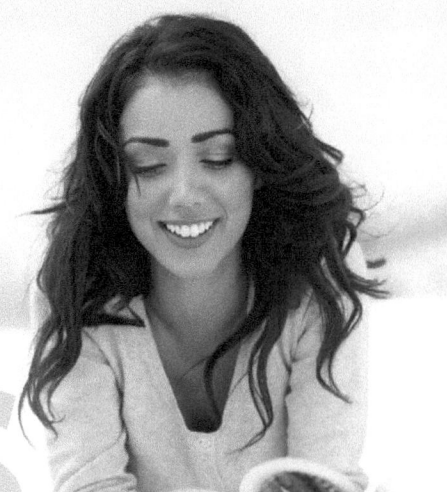

Oui, je veux morebooks!

I want morebooks!

Buy your books fast and straightforward online - at one of the world's fastest growing online book stores! Environmentally sound due to Print-on-Demand technologies.

Buy your books online at
www.get-morebooks.com

Achetez vos livres en ligne, vite et bien, sur l'une des librairies en ligne les plus performantes au monde!
En protégeant nos ressources et notre environnement grâce à l'impression à la demande.

La librairie en ligne pour acheter plus vite
www.morebooks.fr

OmniScriptum Marketing DEU GmbH
Heinrich-Böcking-Str. 6-8
D - 66121 Saarbrücken
Telefax: +49 681 93 81 567-9

info@omniscriptum.com
www.omniscriptum.com

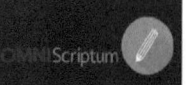

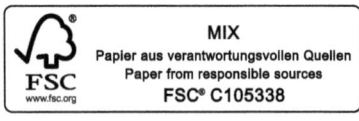

Printed by Books on Demand GmbH, Norderstedt / Germany